O MÉDICO POR ELE MESMO

Depoimentos sobre as especialidades médicas

Temas de psicologia
e educação médica

O MÉDICO POR ELE MESMO

Depoimentos sobre as especialidades médicas

Emmanuel Nunes de Souza
Organizador

Casa do Psicólogo®
uma empresa PEARSON

Editor: *Ingo Bernd Güntert*
Gerente Editorial: *Fabio Melo*
Coordenadora Editorial: *Marcela Roncalli*
Assistente Editorial: *Cíntia de Paula*
Produção Editorial: *Casa de Ideias*
Capa: *Ricardo Yorio, sobre fotografia de Beth Porto*

Dados Internacionais de Catalogação na Publicação (CIP)
Angélica Ilacqua CRB-8/7057

O médico por ele mesmo : depoimentos sobre as especialidades médicas / organizado por Emmanuel Nunes de Souza. – São Paulo : Casa do Psicólogo, 2013. – (Coleção Temas de psicologia e educação médica)

ISBN 978-85-8040-227-8

1. Medicina - carreira 2. Especialidades médicas 3. Médicos – carreira – depoimentos I. Souza, Emmanuel Nunes II. Série

13-0079 CDD 610.6952

Índices para catálogo sistemático:
1. Medicina – Especialidades e especialistas

Impresso no Brasil
Printed in Brazil

Casapsi Livraria e Editora Ltda.
Rua Simão Álvares, 1020
Pinheiros • CEP 05417-020
São Paulo/SP - Brasil
Tel. Fax: (11) 3034-3600
www.casadopsicologo.com.br

Sumário

Sobre os autores

Beatriz Mônica Sugai

Médica formada pela FMUSP em 1981. Doutora em Cirurgia pela FMUSP em 1996 e médica responsável pela Endoscopia no Fleury Medicina e Saúde.

Bruno Caramelli

Professor Associado III da disciplina de Cardiologia da Faculdade de Medicina da Universidade de São Paulo.

Eduardo de Arnaldo Silva Vellutini

Neurocirurgião, doutor em Medicina pela Faculdade de Medicina da Universidade de São Paulo (FMUSP), com especialização na Alemanha (Krankenhaus Nordstadt Hannover) e nos Estados Unidos (Universidade de Pittsburgh). Médico assistente do Departamento de Neurologia do Hospital das Clínicas – FMUSP (1987-1999); diretor clínico do Hospital Alemão Oswaldo Cruz (2004-2007) e médico responsável pelo Grupo de Cirurgia da Base do Crânio do Hospital do Servidor Público Estadual de São Paulo. Tem mais de cem trabalhos publicados em revistas e livros nacionais e internacionais.

Emmanuel Nunes de Souza

Médico formado pela Faculdade de Medicina da Universidade de São Paulo em 1982. Residência médica em Psiquiatria pelo Instituto de Psiquiatria do HC-FMUSP. Psicodramatista e Psicanalista pelo Instituto Sedes Sapientiae. Médico psiquiatra do Grupo de Assistência Psicológica ao Aluno da Faculdade de Medicina da Universidade de São Paulo.

Erasmo Simão da Silva

Livre-docente em Cirurgia Vascular e Endovascular no Departamento de Cirurgia da Faculdade de Medicina da Universidade de São Paulo.

Ernst Ludwig Schneider

Médico do trabalho, com atuação em empresas nacionais e multinacionais. Formado pela Faculdade de Ciências Médicas da Unicamp em 1977. Médico do trabalho desde 1980, quando se formou pela Faculdade de Ciências da Saúde São Camilo e Fundacentro. Experiência como perito judicial e assistente técnico. Membro da Associação Brasileira de Qualidade de Vida (ABQV). MBA (2009) em Gestão de Promoção de Saúde e Qualidade de Vida nas Organizações, do Centro Universitário São Camilo, Abramge e ABQV. Mantém a atividade de médico do trabalho e desenvolve projetos na área de qualidade de vida.

Geraldo Ferraz

Formado em Medicina pela Faculdade de Ciências Médicas de Pernambuco em 1965. Especialização em Cirurgia Plástica em São Paulo sob orientação do Prof. Dr. Roberto Millan. Membro da Sociedade Brasileira de Cirurgia Plástica.

Leomar Arroyo

Médico formado pela FMUSP em 1982. Residência médica, por cinco anos, no Instituto de Ortopedia do HC-FMUSP. Médico assistente no Hospital Universitário há 21 anos.

Luiz Pedro Meireles

Médico formado em 1979 pela FMUSP. Residência médica pelo Departamento de Moléstias Infecciosas e Parasitárias da FMUSP. Médico assistente do Departamento de Clínica Médica da FMUSP

Maria Del Pilar Estevez Diz

Médica oncologista clínica e hematologista. Graduação em Medicina pela Faculdade de Medicina da Universidade de São Paulo. Residência médica em Hematologia e Hemoterapia no Hospital das Clínicas da Faculdade de Medicina da Universidade de São Paulo. Especialista em Oncologia Clínica e doutora em Oncologia pela Faculdade de Medicina da USP. Coordenadora da Oncologia Clínica do Instituto do Câncer do Estado de São Paulo.

Miguel José Francisco Neto

Médico assistente doutor do Instituto de Radiologia do HC-FMUSP. Coordenador do Serviço de Ultrassonografia do Hospital Albert Einstein.

Nayra Cesaro Penha Ganhito

Médica pela FMUSP. Residência em Psiquiatria e em Medicina Social pelo HC-FMUSP. Psicanalista e membro do Departamento de Psicanálise do Instituto Sedes. Professora do curso "Psicopatologia Psicanalítica na Clínica Contemporânea", do mesmo departamento. Autora do livro *Distúrbio do sono* (Casa do Psicólogo, 2001).

Paola Ruoppolo

Graduação na FMUSP (1978-1983). Residência médica em Endocrinologia no HC-FMUSP (1984-1986). Aprovação em concurso no Serviço Público Municipal – SP, onde atuou como clínica geral de 1985 a 2001. Atendimento em consultório desde 1986.

Paulo Hilário Nascimento Saldiva

Professor titular do Departamento de Patologia da Faculdade de Medicina da Universidade de São Paulo.

Paulo Sampaio Gutierrez

Médico pela Faculdade de Medicina da Universidade de São Paulo em 1977. Residência em Anatomia Patológica no Hospital das

Clínicas da FMUSP de 1978 a 1980. Livre-docente pelo Departamento de Patologia da FMUSP em 2008. Médico do Laboratório de Anatomia Patológica do Instituto do Coração do HC-FMUSP desde 1981.

Raymundo Soares de Azevedo Neto

Professor de Patologia da Faculdade de Medicina da Universidade de São Paulo. Responsável por disciplinas de graduação e pós-graduação e coordenador do programa de doutorado em Patologia.

Roberto Manssur

Doutor em cirurgia pela FMUSP. Ex-chefe de equipe do Pronto--Socorro do Hospital das Clínicas da FMUSP e professor de Técnica Cirúrgica da FMUSP.

Rosana Nogueira Pires da Cunha

Graduada pela Faculdade de Medicina de Universidade de São Paulo. Mestre e Doutora em Medicina pela EPM-Unifesp. Ex-presidente da Sociedade de Oftalmologia Pediátrica Latino-Americana (SOPLA) e da Sociedade Brasileira de Oftalmologia Pediátrica (SBOP).

Rubens Kon

Médico sanitarista. Mestre em Medicina Preventiva. Diretor técnico do Centro de Saúde Escola Prof. Samuel B. Pessoa – Faculdade de Medicina da Universidade de São Paulo.

Prefácio

Emmanuel Nunes de Souza

Um livro sobre como vivem os especialistas, escrito em linguagem simples, a partir de suas próprias palavras, o qual servisse de orientação ao jovem estudante de Medicina na escolha de uma especialidade – eis o propósito a que cheguei após inúmeros *brainstorms* com meu colega Luiz Roberto Millan.

A oportunidade surgiu com a coleção *Temas de Psicologia e Educação Médica*, lançada pela Casa do Psicólogo, cujos editores responsáveis são meus companheiros de trabalho no Grapal, Luiz Roberto Millan e Orlando Lúcio Neves De Marco, além do psicanalista e psiquiatra Plínio Montagna.

Há algum tempo sentia o impulso de escrever algo relacionado à minha prática de atendimento para os alunos de Medicina e os médicos residentes, mas não sabia claramente como fazê-lo. O modo mais natural para mim seria por meio do relato detalhado dos atendimentos e, no material exposto, destacar os pontos de interesse, estabelecendo os conceitos. Contudo, isso me pareceu impróprio, talvez impossível.

Por outro lado, escrever mais um livro sobre o tema dentro de referenciais técnicos não me animava; há muitos bons livros desse tipo à disposição, e eu realmente não julgava acrescentar nada de novo. Foi então que veio, em boa hora, a sugestão do colega.

Escolhemos os convidados a partir de nossos círculos de amizade, a maior parte, ex-colegas de turma na FMUSP – pessoas, portanto, com que ambos tivemos grande contato. Os convidados escreveriam um relato de próprio punho acerca de seu cotidiano na especialidade específica, contando como foi se dando a construção da escolha dessa especialidade desde o período de estudante. Para facilitar a tarefa e dar maior homogeneidade aos textos, elaborei um roteiro de itens (anexo) sugerindo aspectos a serem desenvolvidos nos depoimentos: opção pela carreira médica; escolha da especialidade; momento da tomada de decisão pela especialidade; aspectos subjetivos do exercício profissional; relacionamento familiar; vida social e interesses fora do campo da Medicina; satisfação com a profissão médica e com a especialidade (o que gostaria que mudasse?).

Conversando com amigos e refletindo sobre meu próprio caso, notei que esse não é um assunto fácil: podem acontecer muitas idas e vindas até se chegar a uma decisão. Em um contingente importante de alunos que atendo, a escolha de uma especialidade constitui um importante fator de angústia. Muitas vezes a opção é feita de última hora, cercada de incerteza e desconhecimento, baseada apenas no interesse despertado durante os respectivos estágios, sem que se leve em consideração mais informações sobre o mercado de trabalho ou outros aspectos da prática das especialidades.

A forma como o livro foi escrito – em tom pessoal, confessional, despreocupado de rigores técnicos formais – foi o que mais me agradou e me animou em escrevê-lo. O relato encarnado, passional e histórico pode permitir mais facilmente a identificação dos estudantes com esse ou aquele aspecto da profissão, contribuindo assim em algum grau na decisão por uma especialidade.

Atualmente, em Medicina, assim como em inúmeros outros campos da atividade humana, são grandes e indiscutíveis os progressos proporcionados pelo desenvolvimento tecnológico. Por outro lado, cresce o número de textos médicos alertando sobre o risco – ou mesmo a realidade – de ocorrerem prejuízos no contato humano dentro da atividade exercida. Certa vez, um amigo que trabalha com Infectologia perguntou-me se eu era um médico de almas ou um solicitador compulsivo de exames de imagem craniana. Disse-me que, quando mandava alguém ao psiquiatra, tinha em mente a primeira alternativa, e que até se ofendia quando hipóteses diagnósticas por ele já descartadas através de exames eram novamente objeto de investigação, por meio de exames cada vez mais complexos e, invariavelmente, inúteis, pois nada de novo era encontrando, enquanto o aspecto que lhe parecia o principal para o tratamento do paciente – uma abordagem visando uma compreensão humana mais profunda – era inteiramente preterida.

Este livro oferece a possibilidade de pôr o aluno em contato com uma publicação médica de conteúdo humanístico, estabelecendo um saudável contraponto com as incontáveis publicações de matiz tecnológico mais proeminente. Porém, as dificuldades logo se manifestaram – embora tudo que se solicitava fossem simplicidade e franqueza.

Falar de si, de como se experimenta o exercício profissional de um ponto de vista mais subjetivo, abordar aspectos pessoais de sua trajetória de vida, para alguns representou uma "saia justa" impossível de vestir. Afora o temor natural da exposição e preocupações com a imagem que todos temos, creio ter pesado a presença muito forte de uma literatura médica que privilegia o objetivo quantitativo, em detrimento dos aspectos subjetivos qualitativos, constrangendo ou tornando irrelevante a exposição de aspectos pessoais.

Minha vida de psiquiatra e psicanalista me propicia estar em contato diário com os dois lados do problema: saber tecnológico *versus* compreensibilidade humana. Como conviver com os dois pontos tensionados na prática de trabalho sem empobrecer nenhum dos dois – isso é o que define o estilo profissional de cada um.

Cabe lembrar que, na contramão disso, o mundo social e cultural contemporâneo assumiu um comportamento excessivamente exibicionista para o qual se cunhou o termo "sociedade do espetáculo". As questões mais íntimas são reveladas sem nenhum cuidado (resta saber quão sinceras são tais exposições) e, se possível, publicadas na imprensa. "Falem mal, mas falem de mim", esse parece ser o lema na atualidade. Biografias despertam mais interesse do que ficção ou poesia.

Esse último aspecto pode ter desestimulado ou inibido alguns dos profissionais convidados a escrever – diante da possibilidade de ser cotejados com esse funesto contraponto, temiam que seus relatos fossem vistos como promoção pessoal e culto vazio e fetichista do próprio ego.

O fato é que alguns convidados desistiram da tarefa após lidar por algum tempo com as dificuldades de realizá-la. Outros explicaram que havia contradições em seus processos de escolha de especialidade e que não se sentiam confortáveis em expô-las publicamente. Resulta que o material final do livro é bastante desigual: ficou faltando o depoimento de especialistas em áreas crucias da Medicina, e há mais de um depoimento em algumas especialidades.

É bom que se confesse que uma dificuldade pessoal minha contribuiu, e muito, para algumas defecções e para o tempo prolongado de elaboração do livro: não tenho facilidade em cobrar as tarefas das pessoas, e percebi que alguns desistentes deveriam ter sido instados à tarefa de uma forma mais enérgica. Acho ruim fazer o papel do chato, tão necessário para que as coisas aconteçam. Uma pena! Contudo, os depoimentos aqui recolhidos com certeza merecem ser publicados, ainda mais com a perspectiva de que sempre é possível – quem sabe até num futuro próximo – acrescentar, numa segunda edição deste livro, as especialidades faltantes.

Agradecimentos

Gostaria inicialmente de agradecer aos colegas que, em meio à azáfama rotineira, encontraram tempo para escrever seus depoimentos. À secretária do Grapal, Sra. Vera Angela Belia Tancreda, por manter o material do livro sempre pronto para que eu pudesse manipulá-lo; seus silenciosos talentos organizativos foram de inestimável auxílio ao bagunceiro que sou. Às revisoras, Inez Sautchuk e Lucia Leal Ferreira, por terem encontrado soluções que tornaram mais claras algumas passagens menos transparentes dos textos. À Eneiza Rossi (*in memoriam*), minha grande amiga, infelizmente falecida, que me indicou o melhor material sobre identidade médica nas inúmeras traduções que fazia.

Por fim, meus especiais agradecimentos aos editores, Orlando Lúcio Neves De Marco e Luiz Roberto Millan, que arriscaram seu prestígio convidando-me para a empreitada e tolerando meus atrasos na consecução do livro.

Sobre Millan gostaria de adicionar uma pitada a mais de gratidão. Ele me incentivou o tempo todo, deu sugestões, indicou convidados, de modo que não seria um exagero dizer que foi quase coautor deste livro. Quem convive com esse psiquiatra, escritor e compositor musical logo passa a admirar seu modo calmo e sensato de se conduzir nos momentos mais difíceis e seu profundo senso ético, vivendo sempre surdo ao canto sedutor das sereias. Esse amigo, que me acolheu espontaneamente quando de meu retorno a São Paulo, ajudando-me a reconstruir minha rede de relacionamentos profissionais, desempenhou sem dúvida papel crucial no estabelecimento de minha rotina atual de trabalho, mais rica, equilibrada e satisfatória. Tornamo-nos parceiros de trabalho não só no Grapal, sempre me dando a oportunidade de aprender com a sensatez, delicadeza e firmeza com que conduz pacientes que atendemos conjuntamente. Para finalizar este prefácio, escolhi uma frase de Shakespeare que me faz lembrar um dos aspectos mais notáveis da personalidade desse amigo: “Como são pobres os que não têm paciência! Que ferimento jamais se cicatrizou senão de pouco a pouco?”.

A forma da vida e a forma das doenças

Paulo Sampaio Gutierrez

Tenho a impressão de que um dos principais fatores, possivelmente o preponderante, que leva alguém a optar por estudar Medicina seja o desejo, algo vago, de ajudar as pessoas. No meu caso, sinto que não foi assim. Tive e tenho esse tipo de preocupação, que se manifesta também na prática profissional – voltarei a isso –, mas que se dirigiu de maneira mais direta ao campo da política, mais especificamente ao campo da esquerda. Por isso, participei do movimento estudantil e, já médico, da fundação de um partido que, pretendia eu, fosse diferente, voltado mais ao engajamento das massas trabalhadoras que ao jogo parlamentar e, fundamentalmente, tivesse como foco principal a diminuição da brutal desigualdade social em nosso país.

Para mim, a escolha da Medicina foi mais ligada a um interesse por entender como funcionam os seres vivos. Tanto assim que pensei em cursar Biologia. Julguei, porém, no período em que eu estava no segundo grau, que a pesquisa era ainda muito incipiente em nosso país, e por isso carreira difícil. E, nessa ocasião, eu achava ser professor secundário algo muito indesejado – por exemplo, não me antevia suportando alunos que conversassem durante a aula (apesar de eu mesmo fazê-lo). Em parte por isso, comecei a pensar em Medicina. Contou, para a escolha desta, a influência do pai, que, frente às duas alternativas apresentadas, estimulou bastante que eu fizesse Medicina, pelo que a profissão tem de tradicional e de valorização na sociedade.

Foi ótimo. Adoro minha profissão, entre outros motivos porque ela abre um leque amplo de atividades. Isso inclui a pesquisa, com um enfoque extremamente interessante, que é o da doença/dos doentes, que a Biologia não tem. Pensando retrospectivamente, vejo que acabei indo para uma área dentro da Medicina – a Anatomia Patológica – que é bastante "biológica", que procura entender os processos envolvidos nas doenças e só indiretamente participa do cuidado médico em si.

Curiosamente não tive especial atração pelas cadeiras básicas. Minha ideia de médico era a do clínico, especialização que pretendia seguir. Não fui bom aluno de Patologia, sendo reprovado mais de uma vez. Só no sexto ano, após uma sugestão de um amigo, que a princípio me pareceu descabida, comecei a pensar em fazer a residência em Anatomia Patológica. Acabou não sendo fácil a opção entre essa especialidade e a Clínica: só me inscrevi no concurso para residência no último dia. Na mesma época, revi minha antiga oposição à ideia de ser professor. Ao contrário, pareceu-me estimulante participar da formação dos mais jovens. Isso seguramente me influenciou na escolha da Anatomia Patológica, pois tive a intenção de ser professor de Patologia Geral, de ensinar os mecanismos básicos da doença.

A Anatomia Patológica é interessante por fazer a ponte entre as chamadas "Ciências Básicas" e a Medicina. Tem posição estratégica, central, no eixo Ciência/Arte, no qual se exerce a Medicina. Além disso, as alterações morfológicas estudadas por essa especialidade são definidoras da maior parte das doenças não psiquiátricas – embora isso, penso eu, esteja em transformação: a inovação científica vem mostrando cada vez mais limites do enfoque estritamente morfológico, que, a meu ver, continua exercendo o papel de protagonista, ainda que necessite ser reenquadrado, frente à crescente relevância de outras abordagens. Por exemplo, os avanços em Biologia Molecular indicam que uma doença, definida anatomopatologicamente, pode corresponder a mutações ou a polimorfismos em diferentes genes, ou a questões de controle pré ou pós-translacionais na síntese proteica, de modo que as ações preventivas e/ou terapêuticas podem ser potencialmente diferentes frente a um só diagnóstico morfológico. Essa é uma questão que me faz pensar se eu iniciaria agora uma carreira de patologista. Talvez hoje eu terminasse optando pela Clínica Médica, pois não tenho maior interesse pelos métodos que aparentemente trarão mais avanços a curto e médio prazos ao conhecimento sobre as doenças humanas.

A Patologia acrescenta a questão da relação entre a forma e a função ao já complexo raciocínio clínico, no qual se deve sempre – inclusive ao se escolherem opções terapêuticas – manter em mente a possibilidade do erro.

Ainda que, na maioria das vezes, a morte ocorra quando mesmo inevitável, o médico deve considerá-la um "fracasso". Em minha opinião, o médico indiferente à morte não serve para a profissão. E, por outro lado, aquele que exagera, que sente uma não aceitação extremada, que se paralisa, também é inadequado. E o patologista? É igual aos outros. Mesmo não tendo tido contato com os pacientes em vida, nossa postura é e deve ser a de certo inconformismo com a morte. Daí a valorização da necropsia: com esse procedimento, temos a pretensão de ajudar na atenção à saúde dos casos futuros. Os patologistas também atuam no diagnóstico por meio das biópsias, influenciando no estabelecimento do prognóstico e da terapêutica. Como os demais médicos, temos como função salvar vidas, melhorar a qualidade de vida. Só que fazemos isso trazendo informações aos colegas que diretamente cuidam dos doentes.

Dado o caráter visual da especialidade, são atraídas para ela pessoas com mais habilidades nessa área. Não por acaso, sou um pouco surdo, mas, mais que isso, sempre tive dificuldade na esfera da sonoridade. Gosto muito de ouvir música, mas não consigo (na verdade, nem tento) aprender a tocar um instrumento, sou extremamente desafinado, não entendo o que é tom. Adquirir vocabulário em língua estrangeira é fácil; entender ao ouvir e ter desenvoltura ao falar é difícil. Por outro lado, é simples, para mim, identificar padrões visuais e seus desvios. Minha mulher recorria a mim para encontrar erros em seus tapetes manuais.

Curiosamente, conheço dois patologistas daltônicos.

O anatomopatologista tem duas atividades principais, cujos exercícios são até certo ponto bastante diferentes entre si: as biópsias e as necropsias. Ainda que estas últimas tenham um mercado em atividade privada, este é bem pequeno – em geral, restrito a casos de morte perinatal. O procedimento é praticado quase só em hospitais universitários. Nesse tipo de instituição também são examinadas biópsias, mas para estas há mercado na prática privada. Assim, os patologistas que trabalham com necropsias são geralmente funcionários públicos e/ou professores universitários. Frequentemente exercem também atividades de pesquisa. Têm ainda maior rotina de biópsias quando trabalham em período parcial. Os que trabalham com biópsias atuam em pequenos laboratórios próprios (em geral em associação com algum amigo) ou são empregados de alguns grandes laboratórios, que recebem as biópsias de hospitais, clínicas e consultórios. Embora eu não tenha certeza, pois trabalho em hospital universitário (Hospital das Clínicas da FMUSP), o mercado é oligopolizado e competitivo. Muitos patologistas são empregados de outros. É também necessário, especialmente na prática, "conquistar" os colegas de outras especialidades, em particular os cirurgiões, para que enviem para você o material. Isso envolve, em primeiro lugar, ter competência profissional, mas também saber demonstrá-la, ser "simpático", estar disponível – processos que a timidez ou a falta de disposição atrapalham. Eu imagino que a relação com os colegas também se coloque de maneira algo problemática para médicos de outras especialidades, nas quais o contacto com os pacientes não é direto, como radiologistas e anestesistas. De todo modo, também quando se cuida diretamente de doentes, não é só o saber e a competência que contam, mas também outros fatores, certo modo de interagir com as pessoas – aliás, isso é da humanidade, não é restrito à Medicina.

A atividade de maior responsabilidade e estresse que os patologistas têm é a biópsia de congelação. Com uma lâmina que, por melhor que seja, é, por princípio, pior que a do processamento histológico habitual, deve-se dar um diagnóstico que muda a conduta cirúrgica. Se não acertamos, considerando maligno o que não era, podemos causar a retirada desnecessária de um órgão: ou, se errarmos ao contrário, obrigar a uma nova cirurgia um paciente por vezes já em condição precária. Em compensação, no resto do tempo temos facilidade para estudar, consultar livros, artigos e também outros colegas, mostrar as lâminas, discutir casos, ganhar segurança no diagnóstico. Mais de uma vez, interagi com uma amiga patologista que mora no exterior enviando fotos pela internet.

Um aspecto ruim na especialidade é que perdemos o convívio com os pacientes. Ainda hoje, gostando da Anatomia Patológica, não deixo de sentir falta do contato com pacientes. Mas é bem difícil conjugar os dois tipos de atividade. Nos raros casos de sucesso que conheço, a formação original foi na Clínica e a Patologia, um conhecimento adquirido posteriormente. Por outro lado, é sempre importante que o patologista saiba bastante Clínica Médica e que tenha diálogo contínuo com os colegas das diversas especialidades.

Outra coisa ruim é o ambiente com formol. Só que na verdade passamos nele uma parte bem pequena do tempo, quando estamos fazendo exame macroscópico das peças. Também se gasta relativamente pouco tempo no ato em si da necropsia, do exame macroscópico do cadáver, que é desagradável, embora, ao contrário do que se pensa, na maior parte das vezes não haja cheiro ruim. Quanto a isso, não é muito diferente de cirurgias, desde que a sala tenha condições de exaustão apropriadas. Além disso, fazer necropsias é, obviamente, atividade com forte carga de má impressão por parte da sociedade – até certo ponto, até mesmo por parte de médicos.

Ainda hoje, quando leigos com os quais não tenho intimidade perguntam qual minha especialidade, disfarço, digo que não atendo pessoas, que olho ao microscópio, que faço pesquisas (o que, diga-se de passagem, é verdade). Com os técnicos de necropsias, as dificuldades são ainda maiores. Uma solicitação dos que trabalham comigo foi que se mudasse o nome no crachá de "técnico de necropsias" para "auxiliar de Patologia", "auxiliar médico", qualquer coisa do gênero. E, convenhamos, com exceção dos médicos e de alguns outros profissionais, não é fácil entender essa atividade.

Uma das coisas que atraem médicos à Anatomia Patológica é a impressão de comodidade, no sentido de que podemos trabalhar com certa maleabilidade no tempo, tranquilos junto ao microscópio. Embora isso seja em parte verdadeiro, constatei, com o passar dos anos, que o fato se estende para quase todas as áreas. Como exemplo, lembro de algumas manhãs de domingo, em que caminhávamos no Parque do Ibirapuera. Era um grupo de amigos, alguns médicos, mas não todos. Eu fui algumas vezes chamado para fazer necropsia, tendo que deixar imediatamente o parque. Um dos amigos não médico estranhou: no grupo, além de mim, há um psiquiatra e dois clínicos e eu – o que lida com mortos – sou o único que às vezes é chamado. Ao contrário do que eu imaginava, os patologistas têm mais tarefas "fora de horário" (biópsias de congelação e necropsias) que boa parte dos outros especialistas, cuja prática é eminentemente de ambulatório – se os seus pacientes tiverem alguma intercorrência, deverão procurar um pronto-socorro. De todo modo, no dia a dia, a maleabilidade no horário do patologista pode ser um pouco maior que a de quem tem pacientes à espera.

É possível se ter um cotidiano relativamente organizado. A maioria dos patologistas tem um ou no máximo dois empregos. Eu e minha mulher, que é infectologista, moramos sempre perto do trabalho, de maneira a minimizar o problema do inferno do trânsito em São Paulo. Almoçamos em casa na maioria das vezes. Nossos filhos, hoje adultos e independentes (um médico, um jornalista), foram para a creche desde muito cedo, mas houve um período em que os buscávamos para o almoço, depois voltávamos com eles para a escolinha no período vespertino.

Meu lazer é voltado essencialmente para atividades culturais. Leio muito, principalmente literatura e humanidades. Machado de Assis é o máximo. Pena que a literatura brasileira, que esteve tão bem até lá pelo meio do século XX, esteja nas últimas décadas tão sem graça. Frequento cinema em média mais de uma vez por semana, tenho assinatura de programa de orquestra sinfônica, ouço música popular, vou ver muitas exposições de artes plásticas. Só não gosto de teatro e de dança. Tenho particular interesse por arquitetura, talvez porque, como na Anatomia Patológica, a questão central seja a relação forma-função. Moro numa casa-exemplo da arquitetura modernista paulistana dos anos 1960. Acompanho o futebol, com o qual o Brasil representa, conforme disse Hobsbawn, a maior expressão cultural não norte-americana. Mas não gosto de praticar esportes, embora faça alguma atividade física, por entender que é importante para a saúde. Adoro andar fazendo turismo, mas não de andar por andar, pelo exercício. Prefiro bicicleta, pois dá para ir mais longe e variar mais. Faço longos passeios de bicicleta quase todo domingo. Sou muito madrugador, acordo cedo. Não é por querer, sou assim. No domingo de manhã, bem cedo, seis e pouco, a cidade está vazia, poucos carros, pouca poluição. De tempos para cá, o metrô permite o transporte da bicicleta aos domingos. Vou bem longe, passeio conhecendo outros bairros, constatando mais e mais como São Paulo é meio igual, uma cidade de sobradinhos, entremeados por prédios, algumas casas grandes, favelas, tudo com gosto duvidoso, em que se encontram poucas exceções. Outra atividade das horas vagas é cozinhar, mas só quando dá vontade; dedico-me mais aos doces, mas, diante do espectro do aumento de peso, estou mudando. Nas férias, quase sempre viajo. Não tenho, nem desejo, casa na praia ou no campo. Quero sempre variar, conhecer novos lugares, em geral cidades, civilizações. Também visitei lugares com atrações naturais, desde que fora do comum – o Pantanal, o deserto cheio d'água, que são os Lençóis Maranhenses, as praias incrivelmente belas do rio Tapajós, onde há uma vista que chega a rivalizar com a mais bonita que conheço, a do Corcovado. Vou relativamente pouco a praias ou a hotéis tipo *resort*. Com relação às viagens, o meu grande "sonho irrealizável": mais férias. Mesmo contente com meu trabalho, gostaria de ter não 30, mas 45 dias de férias por ano. Houve um período em que o Sindicato fez campanha, frustrada, para redução da jornada de trabalho de oito para seis horas diárias. Eu trabalho na verdade um pouco mais, eu diria que de oito horas e meia a nove horas por dia, mas preferiria, se possível, manter esse ritmo e ter mais uns dez dias, ou de preferência quinze, a mais de férias por ano. Mas tudo indica que nunca vou conseguir isso, vou me aposentar com os 30 dias/ano de férias. Se tivesse os 45, poderia viajar ainda mais um pouco, e também ficar em São Paulo. Ajudaria para resolver problemas, mas, em primeiro lugar, com as pessoas trabalhando, ficar sem fazer nada dá a impressão de que os lugares estão vazios. É um pouco como visitar o Ceasa nos dias de vendas de flores, quando vale ver uma atmosfera de trabalho meio frenética em meio à beleza, à multidão de gente e à multidão de flores. São Paulo é feia, turisticamente sem graça, mas razoavelmente boa para se morar.

Talvez me engane, mas acho que o desapreço pelo esporte não é só meu, mas sim de boa parte dos patologistas, que pendem mais para o lado cultural. Isso, por outro lado, pode ser verdade para muitos médicos. Por exemplo, chama a minha atenção a grande quantidade de colegas que encontro nos concertos musicais.

É provável que a maior parte dos seres humanos trabalhe sem prazer, basicamente para receber dinheiro em troca, usá-lo para as necessidades e, sempre que possível, para fazer algo de que gosta nas horas de lazer. Trabalhar com o que se gosta é um privilégio. Nós, vocacionados para a Medicina, que conseguimos cursar uma faculdade e exercer a profissão, somos alguns dos que têm tal privilégio. Nesse aspecto, minha vida como patologista, como "avaliador das alterações que as doenças trazem à morfologia", não difere da dos médicos em geral.

Atuação médica em empresas. Medicina do Trabalho e Saúde Ocupacional

Ernst Ludwig Schneider

Entre as escolhas profissionais que se colocam perante um médico iniciante, há a alternativa de atuar dentro de empresas. É um universo à parte, desconhecido da maioria dos profissionais de saúde. Possui regras próprias, exige competências específicas e se constitui num mercado de atuação muito especial, com grande capacidade de promover saúde e transformar hábitos das pessoas antes do aparecimento de lesões irreversíveis. Trata-se, portanto, de campo com enormes oportunidades de gestão: tanto é possível a abordagem precoce e preventiva da doença, quanto é possível abrir espaços para investimento e educação em saúde. Atuando por meio da empresa é possível ao médico contribuir para a evolução de conceitos em saúde e assim transformar o prognóstico de pessoas. O trabalho, por seu imenso potencial de estruturar relações sociais e formar novas identidades, passa a ser ponto de apoio e de ação da Medicina.

Se as oportunidades de ação médica são muitas, também não faltam desafios a enfrentar. Na economia globalizada, o cenário para as empresas não é fácil. Em geral observamos uma acirrada competição por negócios em mercados cada vez mais agressivos, nos quais os clientes exigem "mais por menos". Esse cenário cria forte pressão nas empresas para contenção de custos e para aumento de produtividade no curto prazo. O contexto competitivo traz às vezes impactos negativos sobre as equipes e, se não for liderado positivamente, pode banalizar as relações sociais dentro das empresas e criar condições para o aparecimento de desajustes entre as pessoas. A consequência é um ambiente que facilita a manifestação de doenças, em especial as relacionadas ao estresse, com novos desafios de gestão para o médico.

Se inicialmente a Medicina do Trabalho se estruturou para gerenciar riscos de acidentes e doenças relacionadas ao ambiente de produção, hoje o desafio se desloca na direção de promover relações de trabalho saudáveis. Como promover a retenção de talentos críticos para o sucesso da empresa? Como prevenir fadiga e estresse? Como internalizar nas práticas gerenciais da empresa formas mais saudáveis de relacionamento e de produção? São muitas as ações através das quais o médico pode contribuir para o sucesso da empresa. Estou convicto de que um bom médico do trabalho representa um excelente investimento para as empresas e facilmente se paga pelas economias que gera. A faculdade de Medicina não nos prepara o suficiente para agirmos neste cenário em transformação constante e são necessários estudo e interesse para sobreviver nesse mercado.

Minha história profissional começou por admirar a eficácia da Medicina Preventiva e, mesmo antes de formado na FCM-Unicamp, com um grupo de colegas, já fazia trabalho comunitário em escolas da rede pública de Campinas. Logo que me formei, passei a atuar em Posto de Saúde na periferia, em 1978. Foi uma experiência muito rica, o grupo era motivado e havia importante apoio técnico da universidade.

Ao final dos anos 1970, havia uma enorme necessidade de profissionais na área de gestão de riscos. As grandes obras de infraestrutura (como a Transamazônica, Itaipu, construção de Brasília, petroquímica em Cubatão, siderurgia, usina atômica em Angra etc.) e o modelo agroexportador criaram postos de trabalho para uma população que migrava do campo para as cidades sem conhecimento dos perigos desses novos modos de produção.

Na época, a Medicina do Trabalho era novidade e achei muito interessante a oportunidade de atuar com técnicas de Medicina preventiva dentro de um ambiente de trabalho. Fiz o curso da Fundacentro em 1980 e resolvi me dedicar exclusivamente a essa nova área médica. Nesses quase trinta anos, atuei em poucas, porém boas empresas, desde ramo industrial até serviços. Como médico, que vê quem entra nas empresas (através do exame admissional) e quem sai (ao fazer o exame demissional), sou espectador privilegiado das transformações tecnológicas e do perfil profissional que este país viveu nos últimos anos. Vi também empresas sendo transformadas através de fusões ou de desmembramentos. Gigantes desapareceram no período e novos ramos de negócios apareceram. Por essas e outras questões, sinto-me seguro para ler tendências no mercado de trabalho e espero transmitir aos colegas um panorama que facilite a escolha profissional.

Antes de qualquer coisa, um alerta: cada segmento econômico possui seus "macetes" e peculiaridades. Depois de ter atuado na área bancária, em que tudo passa por muita discussão e é muito "cerebral" (inclusive as doenças), fui para metalurgia. Foi uma emoção experimentar o poder de opinar – "esta máquina precisa subir vinte centímetros para facilitar o acesso do operador" – e dias depois verificar que a máquina subiu mesmo. É possível ver a construção do conceito no mundo real. Essa capacidade de transformação traz a enorme responsabilidade de planejar bem as mudanças para não ter que retroagir. Imagine a responsabilidade de chegar para o operador e perguntar: e aí, ficou melhor assim?

A Medicina do Trabalho é uma especialidade bem consolidada, com perfil de ações já definido. O currículo padrão do curso atual passa pela gestão dos riscos até a organização de serviços de saúde do trabalhador. Os riscos são divididos conforme os agentes: físicos (como ruído, calor, vibrações, radiações etc.), químicos (solventes, agrotóxicos, vapores metálicos), biológicos (tétano, Aids), ergonômicos e de acidentes. As doenças profissionais passam por pneumoconioses e dermatoses, com casos de câncer ocupacional e de estudos de toxicologia. Conhecimentos de Epidemiologia, de Higiene do Trabalho e de Segurança Industrial são essenciais. Necessário conhecer a legislação relacionada à saúde, principalmente as Normas Regulamentadoras (NRs), além da legislação previdenciária.

Esse é o núcleo da especialidade e o mercado necessita de profissionais que atuem exclusivamente dentro desse escopo. No entanto, as empresas também exigem a atuação médica em outras atividades, que vão sendo agregadas a este núcleo da especialidade. Agregar outras tarefas depende em grande parte da vocação do médico e da oportunidade que se apresenta. Nesta década, vivenciamos uma forte expansão dos setores de serviços (como telefonia e informática), e estes apresentam novas patologias e necessidades.

Uma vez que a especialidade Medicina do Trabalho atende a apenas parte do que o mercado precisa, prefiro nomear essa área nas empresas de forma mais abrangente e chamá-la de Saúde Ocupacional. Esse nome remete ao papel proativo e ao objetivo final dessa fração do conhecimento médico.

Portanto, antes de comentar os principais aspectos da Medicina do Trabalho é interessante olhar as novidades que estão aparecendo no mercado e algumas tendências de atuação médica para os próximos anos.

Há um leque amplo para atuação do médico nas empresas. O mercado está criando rápidas segmentações, que vão desde ações mais *operacionais* em uma ponta do espectro, até ações mais *estratégicas* na outra ponta. É evidente que as ações mais estratégicas tendem a ficar dentro da estrutura da empresa. Também são, em geral, mais bem remuneradas.

Além dessa divisão entre perfil estratégico *versus* operacional, dentro das empresas há clara divisão entre a gestão de projetos e a gestão da rotina. Por construir o futuro, a *gestão de projetos* tende a ser cada vez mais exigida, e o objetivo é transformar a realidade interna da empresa. Um programa de qualidade de vida ou a gestão de um risco ocupacional exige abordagem de projeto com começo, meio e fim bem definidos. A *gestão da rotina* não é menos importante e, a partir dela, se fazem os ciclos anuais de exames preventivos.

Nem é preciso dizer que são imprescindíveis as *habilidades administrativas*, que vão aumentado em complexidade se houver equipes subordinadas. Técnicas de negociação e "coaching" são valorizadas, mas é também necessário dominar orçamentos e contratos, controlando contas de fornecedores.

Como a diversidade de ações médicas nas empresas é muito grande, vamos a alguns exemplos apenas para ilustrar os perfis mais comuns. Uma opção é o médico que gerencia a *sinistralidade da Assistência Médica* aos empregados. Os eventos médicos são chamados de sinistros porque geram custo e a seguradora não quer gastar mais com a rede do que recebe da empresa (chamado prêmio). Assim, sinistralidade é a relação entre sinistros/prêmio, e fica entre 70% a 80%, conforme o contrato. Geralmente essa é a maior conta de recursos humanos (depois dos salários, claro). Fatores demográficos, como o envelhecimento da população e a procura por Medicina Estética, aumentam continuamente os custos da Assistência Médica, sem falar de custos dos tratamentos inovadores, como biotecnologia. A gestão dessas contas é crítica para as empresas e, às vezes, justifica a contratação de médicos hábeis nas negociações com hospitais e clínicas para buscar preços razoáveis (como em um caso de transplante).

Outro exemplo é o médico *gerente de produto*, que atua em empresa farmacêutica ou em hospital. Além de preparar documentação científica para aprovação nos órgãos regulamentadores (como a Anvisa – Agência Nacional de Vigilância Sanitária), também desenvolve protocolos de uso do produto e bulas. Na mesma linha está o gerente de projetos de pesquisa clínica, que usa as ferramentas da epidemiologia e da bioestatística para desenvolver o planejamento de pesquisas e sua documentação.

Todos esses cargos exigem conhecimentos específicos. Quem lida com produtos precisa conhecer itens de "chão de fábrica", como gestão da qualidade, técnicas de controle como 6 sigma, fazer acompanhamento das reclamações e efeitos adversos, além de acompanhar pesquisas científicas relacionadas ao seu produto.

Marcas conhecidas na área da saúde, como hospitais famosos e alguns laboratórios, lançam produtos e serviços sofisticados para as empresas e necessitam de médicos com conhecimento extremamente específico para gerenciamento do serviço. Um exemplo é o *check-up* com marca de grife desses hospitais e laboratórios.

Também há novos serviços e produtos muito interessantes para gerenciamento de pacientes crônicos a distância, via internet e telefone, ou mesmo através de *home care*, com apoio de equipes multiprofissionais de enfermeiros, de assistentes sociais, de fonoaudiólogos e de fisioterapeutas. Esses serviços batem duro na tecla da adesão aos tratamentos prescritos.

Há uma forte migração dessas ações na direção de *programas estruturados de qualidade de vida* dentro das empresas. Nesse campo ainda há muito a desenvolver, mas em geral é necessária pesquisa ampla no início do programa para detectar riscos e interesses da população da empresa, para só depois partir para o gerenciamento das diversas ações (como orientação nutricional, combate ao sedentarismo e tabagismo).

Pacotes de serviço de Medicina preventiva e campanhas de promoção de saúde (palestras, dosagem de vários itens como colesterol etc.) controladas por especialistas também estão se desenvolvendo nesse segmento.

Na área dos seguros de saúde, ocorre rápido desenvolvimento de ferramentas de *gestão de riscos* e de custos, com implantação de protocolos médicos para o maior número possível de patologias, e assim fixando despesas em um nível aceitável.

Além dos protocolos, aparecem ferramentas de informática que permitem gestão dos custos por paciente. Por questões éticas, apenas médicos podem acessar alguns desses bancos de dados.

Também crescem rapidamente no mercado brasileiro os *PBMs* – Pharmacy Benefit Management, traduzido livremente para Programa de Benefícios em Medicamento –, que procuram gerenciar saúde por meio da compra de medicamentos via cartão magnético. Há espaço para o médico avaliar adesão, aderência e eficácia de tratamentos através dessas ferramentas, inclusive acompanhando casos individuais.

Ainda dentro das ações estratégicas, fica a *gestão de passivos* de saúde, como grupos afastados para a previdência social e pessoas com lesões decorrentes do processo de produção (saturnismo, benzenismo, silicose, dort).

Já as ações mais operacionais e mais conhecidas da Medicina do Trabalho, por exemplo, *exames médicos* simples e padronizados para admissão e demissão na empresa, assumiram características de *commodities* nos últimos anos, ou seja, podem ser realizadas a baixo custo e o que interessa é volume de exames médicos realizados. Por se tratar de *commodities*, a tendência é que deixem de ser realizadas pela própria empresa, abrindo-se assim um mercado para serviços terceirizados de Medicina do Trabalho. Centenas de pequenas e médias empresas de Medicina e de Segurança do Trabalho entraram nessa disputa, tentando equacionar a complexa relação de preço (baixo) *versus* qualidade (alta), e assim ganhar mercado. Nem todas conseguem atender aos requisitos da legislação. Atualmente, ocorre uma segmentação em que as pequenas procuram dominar mercados regionais (uma cidade do interior, por exemplo, pode ter uma ou duas clínicas). Minha hipótese é que apenas algumas grandes empresas de Medicina do Trabalho irão atuar no mercado nacional. Agindo como quarterizadoras de exames médicos, estarão atuando através de rede de convênios com as pequenas clinicas que se destacam em cada localidade.

Saindo um pouco do tema das clínicas de Medicina do Trabalho, mas também para lembrar, estamos em um mundo plano, que se conecta rapidamente e qualquer *commodity* na área médica corre o risco de entrar em competição com médicos de outros países. É o que já ocorre hoje com a análise de imagens (por exemplo, ressonância magnética) produzidas nos Estados Unidos e que recebem laudos de *experts* da Índia, via cabo, retornando ao cliente norte-americano como se tivessem sido feitos na sala ao lado. Em São Paulo, um grande laboratório já analisa imagens feitas em Portugal e emite os laudos. O divertido desta história é que os médicos tiveram que se preparar para escrever laudos compreensíveis em Lisboa: parece fácil, mas não é. Como a Medicina do Trabalho depende da legislação de cada país, vejo pouca chance do Mercosul virar campo de competição entre médicos, mas isso não é impossível.

Para focar um pouco mais nas ações de saúde ocupacional, é importante destacar que o médico de empresas atua em uma *comunidade fechada*: seu cliente não "foge" e volta a passar ano a ano, por força de interesse pessoal ou de convocação. Não é, portanto, um paciente que procura pelo médico em momento de necessidade (por exemplo, quando está com dor). Sendo um relacionamento de longo prazo, a confiança é essencial e o médico precisa ter habilidades de educador para envolver o funcionário nos princípios de prevenção de saúde.

Empresas são organismos complexos e que podem também apresentar alguma "doença". O médico do trabalho tem uma posição privilegiada porque, ao olhar o doente e suas queixas, também olha o contexto que gerou os sintomas. Quando o doente sai da sala, é comum eu refletir sobre até que ponto aquele adoecimento foi determinado pelo contexto em que ele trabalha.

Para quem, como eu, gosta de Psicopatologia, esse é um tema muito interessante e ao longo dos anos é possível desenvolver um olhar acurado sobre "quão saudável é a cultura da empresa". Reparo em detalhes mínimos para captar a cultura, como a limpeza das áreas comuns, os murais e noticiários internos, o que o pessoal deixa nas mesas para personalizá-las. Times de futebol e plantas são permitidos nas mesas? Fotos de família? As fotos na parede são de pessoas ou de produtos? Há itens de conforto? O restaurante é bem cuidado? Os terceiros e prestadores de serviços são respeitados?

Ainda discutindo o tema da cultura, nas empresas há o mito de que as doenças são geradas unicamente pelas escolhas da pessoa e que são, portanto, responsabilidade do indivíduo. Já vi muita gente boa cair nessa psicologia de botequim ("Esse cara é tão baixo astral que só poderia ficar com câncer mesmo..."), que culpabiliza a vítima. Essa leitura é facilitada porque a doença sempre funciona como um restritor para o alcance de metas pelas equipes e é, portanto, um fator de reação por parte do grupo de trabalho. Não só os doentes, mas também as PPDs – Pessoas Portadoras de Deficiência (cegos, surdos, deficientes físicos e mentais caracterizados na legislação) e as pessoas reabilitadas do INSS, podem ser malvistas pelos times de trabalho (que às vezes deixam de ganhar um prêmio por queda na produção) e principalmente pelo gestor preocupado com os resultados do negócio. São julgamentos preconceituosos, em que o doente passa a ser condenável "por ter causado o insucesso da equipe". Pela minha experiência, o que mais ocorre é o oposto: pessoas com deficiência, com sua maravilhosa capacidade de superação das adversidades, servem de exemplo e inspiração para os demais. O que faz diferença são as características favoráveis à inclusão que algumas empresas têm mais que outras. Também faz muita diferença quando o médico do trabalho "vai a campo" e zela para que o cargo, o conteúdo das tarefas e a acessibilidade do posto de trabalho sejam adequados à deficiência apresentada.

Ao abordar a gestão de doenças crônicas, nos *programas de saúde assistida* em que o médico do trabalho procura ativamente os possíveis doentes (diabetes, tabagismo, obesidade e hipertensão são os mais comuns), é bom ficar com a Medicina de evidências e avaliar riscos com as lentes da bioestatística. Se o tabagismo aumenta o risco estatístico de infarto do miocárdio, essa é uma informação importante para a Medicina Preventiva, e muitas ações podem ser tomadas para diminuir a chance de lesão. Não sei se tenho direito de dizer que um tabagista inveterado que vem a sofrer de um infarto do miocárdio é o "culpado" por sua doença. Em parte, sim; muitas coisas poderiam ter sido feitas para reduzir o risco, mas quem sou eu para julgar as escolhas do outro? Devo orientá-lo e se possível criar meios que o apoiem na direção de uma vida mais saudável. Minha experiência é que mudar o ambiente (por exemplo, fechar o "fumódromo") é mais eficaz que instruir de forma isolada. O ideal é atuar em diferentes frentes, instruir sempre, medicar apenas quando pertinente e modificar o ambiente quando possível. Acho que isso é tudo. O importante é não condenar.

O médico na empresa, além de orientar pessoas, também gerencia as condições de trabalho. Toda atividade econômica gera algum tipo de *risco* e "quem gera o risco é responsável por administrá-lo". O médico entra nessa área para contribuir para o controle das condições agressivas de trabalho. Há técnicas elegantes para verificação e gestão de riscos, algumas muito sofisticadas.

Seguir todos os padrões legais é um pouco atuar dentro da ótica reativa e, às vezes, isso é visto como se a Medicina do trabalho fosse uma área excessivamente burocrática e não alinhada com as estratégias comerciais de expansão da empresa. Vejo diferente: fazer exames preventivos decentes, com anotações cuidadosas nos prontuários, evita problemas legais e acaba por representar importante economia em longo prazo.

Além do mais, sempre existe a alternativa de atuar proativamente, criando condições melhores de saúde e de trabalho e estabelecendo parâmetros mais rígidos que a legislação nacional. Quando a empresa sabe que tem riscos (indústria petroquímica, por exemplo) e reconhece que grande parte do risco é desconhecido (muitas substâncias novas entram no mercado todos os anos, e prováveis lesões só vão ser conhecidas no futuro), então o perfil do médico deve ser um pouco mais voltado para a *Higiene Industrial*. Nesse caso são necessários fortes conhecimentos em epidemiologia e acompanhamento estatístico dos casos, para descobrir precocemente eventual envenenamento dos expostos (são usados os estudos de coorte da bioestatística).

Saber educar também é uma necessidade, já que o desconhecimento do risco é geral e, portanto, a necessidade de treinamento é crítica.

Como médico, aprendi que as empresas modernas sempre possuem "pontos cegos" onde as barbaridades acontecem, no total desconhecimento dos que a gerenciam. Um exemplo: uma empresa com tecnologia de ponta apresentava uma tarefa primitiva (derreter chumbo em cadinhos no "chão da fábrica", para fixar cabos) e essa tarefa era feita de madrugada, pelo terceiro turno, longe dos olhares da supervisão. Naquelas horas mortas da madrugada ia bem um lanchinho e, portanto, um pãozinho era aquecido e um ovo era frito em cima do cadinho de derreter o chumbo, "para aproveitar o calor". Isso é puro desconhecimento do risco e o médico precisa atuar como educador, além de evitar punições para o pobre empregado. Eu mesmo, quando criança, observava meu pai derretendo chumbo (por exemplo, para consertar um contato de bateria de carro) e, na adolescência, muitas vezes lavei peças com tetracloreto de carbono. Anos depois é que vim a conhecer os riscos do produto. Aliás, quando adolescente, tive uma intoxicação por organofosforado, ao combater saúvas. Senti-me mal no dia seguinte. Estava na fazenda e meu pai me levou ao médico em Guaratinguetá. Fiquei muito surpreso quando o médico me falou que a causa era intoxicação por inseticida. Eu não havia dito nada a ele, como é que ele sabia? Imagino hoje que eu apresentava todas as manifestações de uma intoxicação por organofosforados. Nunca mais saí aplicando inseticida sem os cuidados necessários.

Nos últimos anos, a área de saúde das empresas teve um grande impacto das normas de *qualidade*. A isso se juntou o desenvolvimento da legislação sobre *meio ambiente* e essa é uma tendência que deve continuar forte nos próximos anos. A gestão da qualidade frequentemente se faz através de auditorias. Essa ferramenta também passou a ser aplicada na área da saúde.

Para o auditor, há padrões definidos previamente (nas normas de qualidade, normas regulamentadoras, padrões técnicos, legislação etc.) e sua função é observar a eventual divergência entre o ideal e o praticado. As auditorias das normas de qualidade (como ISO e OSHA) são altamente técnicas e exigem conhecimento aprofundado. Peritos nesse conhecimento são muito valorizados pelas empresas que procuram certificação.

Essa função de *auditor* tende a se tornar mais importante, principalmente pela pressão dos movimentos por qualidade de produto, qualidade de gestão (ética, responsabilidade social), qualidade em gestão de saúde e segurança e proteção ao meio ambiente, sem falar dos vários prêmios de entidades da área, que criam competição entre as boas empresas.

As leis ambientais estão renovando rapidamente os conceitos de saúde e higiene. É quase impossível separar um problema de higiene industrial de um de higiene ambiental; um geralmente é a continuidade do outro. Essa função exige olhar treinado na identificação de riscos.

Comecei a treinar esse olhar muitos anos atrás, quando fui da Cipa (Comissão Interna de Prevenção de Acidentes) pela primeira vez: passei a prestar atenção em todos os riscos potenciais e ganhei um olhar que antecipava as "videocassetadas", ou seja, as falhas potenciais que poderiam causar acidentes.

Para focar um pouco mais, vamos abordar a *perícia médica dentro da empresa*, que é exercida com os empregados, e não apenas com as condições de trabalho. É uma das atividades do médico de empresa que fere "pontos sensíveis", tanto das chefias quanto dos clientes diretos (pacientes). A relação com o paciente frequentemente não é entendida de forma positiva: há casos inclusive de periciados agredirem médicos por se sentirem frustrados e lesados em suas expectativas.

Se a relação entre o médico assistencial e o paciente é de confiança, entre médico perito e periciado essa confiança *pode não existir*, ela precisa acontecer com imparcialidade. Um exemplo para ilustrar: examinei uma jovem que apresentava uma feia lesão ocular decorrente de um acidente na infância. Ela pleiteava o enquadramento como pessoa portadora de deficiência. Apesar de ser cega de um olho e, ao olhar leigo, todos a considerarem deficiente, eu tive de informar que ela não atendia aos requisitos para enquadramento, uma vez que o outro olho tinha acuidade normal.

A condição mais comum de perícia é a dos *exames ocupacionais*: admissional, demissional, retorno ao trabalho, mudança de função. O médico do trabalho, olho no olho, informa ao candidato ao emprego que ele não está apto para a função. Ou o oposto, o empregado se sabe doente (por exemplo, no caso de uma doença crônica compensada como *Diabetes mellitus*) e, no entanto, o médico do trabalho informa que ele está apto a trabalhar e, portanto, também está apto a ser demitido. Outra condição de perícia ocorre ao se definirem benefícios previdenciários: o médico do trabalho decide se o empregado está ou não apto para a função, se precisa ou não se afastar do trabalho.

São raros, mas podem ocorrer conflitos de critérios com outros médicos. Clínicos e especialistas podem atestar de forma paternalista (para "ajudar" o segurado a ter um benefício a que ele não faz jus), criando divergência com o médico do trabalho. De certa forma, isso é corrupção, ou uso indevido do recurso público. Quem conhece o ambiente e as demandas da função é o médico do trabalho e este é o profissional que tem a responsabilidade de definir afastamentos. Geralmente esses impasses são resolvidos com negociação e esclarecimentos aos envolvidos (pacientes e médicos especialistas, inclusive).

A relação entre *chefias* e médicos do trabalho geralmente é cordial, mas há exceções. Às vezes, a alta de um funcionário que estava afastado por muito tempo e retorna ao trabalho pode funcionar como um problema de gestão, criando conflitos com a equipe. Em outro exemplo, o médico pode recomendar afastamento de um funcionário (considerado essencial em determinado processo de trabalho), gerando sentimentos de frustração para a chefia, que passa a contestar a decisão médica. Considero esses conflitos naturais, porque decorrem de interesses divergentes. Geralmente uma negociação mais detalhada resolve o impasse.

Esses conflitos ocorrem quando situações de saúde e a consequente limitação do funcionário acabam impactando negativamente os negócios. A reação dos executivos depende muito da confiança que possuem no funcionário, da confiança no médico e da percepção de legitimidade dos sintomas alegados. Quando a confiança é baixa e o médico apoia o paciente, ele passa a ser visto como indulgente e o funcionário é desqualificado por meio de vários comentários depreciativos. Ocorre o oposto também: o funcionário percebe a rejeição e passa a se comportar de forma pouco colaborativa, o que irrita ainda mais os gestores. Dessa forma, a construção de consensos é complexa, exige habilidades de negociação e empenho do médico de empresa, que nem sempre tem sucesso nessa empreitada.

Ao atuar em comunidades fechadas, como empresas e fábricas, rapidamente se descobre a importância das *redes informais* de poder e de informação. Sempre há aquelas pessoas que exercem uma liderança espontânea, mobilizando para festas, atividades religiosas ou para reivindicação de algo. É preciso estar atento a esses grupos, pois eles formam opinião, o que é crítico em comunidades fechadas (especialmente se a opinião for sobre o médico). É necessário ser proativo e "plantar" conceitos, mobilizando as pessoas para uma gestão responsável da saúde pessoal e comunitária.

Durante alguns anos, desenvolvi trabalho de escuta desses líderes naturais, como forma de acompanhar o clima em uma fábrica. Hoje há ferramentas de pesquisa de clima mais sofisticadas que analisam as opiniões de praticamente todos os funcionários, dando um tratamento estatístico às respostas.

Aprendi que a gestão de clima é uma das mais poderosas ferramentas de gestão de saúde dentro de uma organização. Quando boas práticas de gestão são internalizadas em uma empresa, automaticamente o "estresse" diminui: há alinhamento das metas e o diálogo entre chefia e empregado fica facilitado.

Usando uma expressão de Foucault, que achei muito apropriada, uma das funções do médico é "desvelar" determinados temas para o cliente. Hoje faço isso com mais frequência na área do direito previdenciário, insistindo para que as pessoas tenham responsabilidade por seu próprio destino e saúde e evitem explorar a combalida Previdência Social. Quero que o doente seja protegido e tratado com a máxima dignidade, mas há os que abusam da condição só pelo interesse no benefício. Muitos se acomodam na doença, que passa a ser premiada pelos acordos coletivos (por exemplo, com complementações salariais) e pelas leis previdenciárias. Alguns simulam doenças para conseguir o benefício previdenciário, por exemplo, quando estão sob ameaça de uma demissão não desejada, criando um benefício indevido e uma dificuldade a mais para a decisão do médico.

O médico do trabalho às vezes investiga acidentes, mas ir até o local da ocorrência não é uma atuação frequente. A função do médico é verificar e nomear a lesão e assim definir qual foi o dano sofrido pelo acidentado. Apenas isso. A avaliação do fato gerador do acidente é uma tarefa quase policial, de cunho investigativo, e geralmente é mais bem realizada por outros profissionais, como os da Segurança do Trabalho, que geralmente tem técnicos ou engenheiros habilitados para essa coleta de dados, os quais irão compor o nexo, a lógica dos fatos. Técnicas como a "árvore de causas" permitem amarrar a linha sequencial de eventos até estabelecer coerência ponta a ponta e provar o ocorrido.

Ao caracterizar *doenças do trabalho*, o médico tem um papel muito mais extenso que no caso da caracterização dos acidentes. Os técnicos e engenheiros do trabalho dificilmente entram nessa área e a verificação de nexo recai em grande parte sobre o médico. Avaliar a lesão geralmente é fácil, mas é preciso conhecer muito antes de opinar, caracterizando e decidindo se há nexo causal e técnico entre a lesão e o trabalho. Trata-se de um tema polêmico sobre o qual muito já foi escrito e muito há por escrever, até porque essas doenças são de origem multicausal. Essa complexidade de caracterizar as doenças do trabalho e as lesões decorrentes de acidentes abriu um campo extenso de alternativas de perícia médica. Muitos médicos se dedicam a examinar ambientes de trabalho e pessoas com sequelas de acidentes ou doenças profissionais para emitir laudos com finalidade legal. Existem vários tipos de peritos. O médico perito judicial é indicado pelo juiz a opinar em determinado processo. A empresa, temendo um parecer desfavorável, contrata um médico do trabalho de sua confiança (nesse caso, chamado de "assistente técnico") para acompanhar a perícia e emitir laudo à parte. Também é um mercado em expansão para médicos que gostam de legislação, de emitir laudos e de realizar perícias. Temas como insalubridade e periculosidade também podem ser objeto de perícia. Fui assistente técnico e também perito judicial durante alguns anos. Desisti após verificar que essa atividade feita de forma esporádica exigia tempo e energia sem ter uma remuneração adequada. A empresa paga rapidamente pelos laudos do assistente técnico, mas o perito judicial depende de quem perde ou ganha o processo. Essa decisão pode demorar anos e é incerta. Minha conclusão é que tal atividade de perícias só rende frutos se for vista como investimento de longo prazo. Exige dedicação, foco, muito estudo, boa rede de contatos e paciência.

"Cada sociedade tem a doença que merece", um aforisma que ouvi na faculdade e que destaca o fato de que, mudando o modo de produção, as doenças também mudam. A grande diferença na área das empresas é que determinadas patologias fogem do campo médico e ganham *dimensão social*. O problema é que o médico do trabalho continua a fazer a gestão dessa "doença", que já é mais que simples patologia. Torna-se uma tarefa complexa, nem sempre ensinada na universidade.

Considero que minha experiência foi privilegiada nesse tema. Já era médico do trabalho em um banco quando começaram os rumores da epidemia de tendinites, sinovites, síndromes do túnel do carpo e outras lesões na área de digitação. Ao escapar do domínio médico e passar para o domínio sindical, depois para o político, depois constelando em leis previdenciárias, essas patologias foram gerando benefícios, com novos direitos e indenizações. Elas também passaram por vários nomes (Lesões por Esforços Repetitivos – LER, Lesões por Traumatismos Cumulativos – LTC e, mais recentemente, Distúrbios Osteomusculares Relacionados ao Trabalho – DORT). Foram motivo de artigos exaltados na mídia e, até hoje, motivam denúncias contra médicos no Conselho Regional de Medicina – CRM, por empregados revoltados, que entendem ter o médico lhes bloqueado acesso a indenizações ou direitos. A profundidade desse processo de cisão entre a Medicina e a sociedade não pode mais ser recuperada e hoje a palavra distúrbio (de DORT) reflete bem que a questão não é mais doença, e sim foi apropriada por várias especialidades, sendo objeto de intervenção por diferentes profissionais.

Um pouco depois, apareceu a Aids, que também no início escapou da área médica, e foi absorvida como problema religioso, moral, social etc. Hoje a Aids, em grande parte, voltou para a área médica, mas os DORT não. Onde a gestão da patologia gera mais vantagens para os indivíduos acometidos? No caso da Aids, a Medicina tem respostas mais eficazes que a moral ou a igreja. No caso dos DORT, a previdência social, as leis (e, portanto, indiretamente, as empresas) premiam a patologia, dando respostas mais consistentes que a área médica.

Sempre há setores mais "nervosos" na economia e que potencialmente apresentam maior capacidade de produzir novas lesões. Não estou falando de agentes químicos ou físicos, mas sim de relações de trabalho que fomentam o conflito e o desajuste entre os indivíduos. Depressão, fadiga, descompensações mentais são mais frequentes dentro dessas empresas que na população em geral. Para atender à demanda gerada pela expansão rápida de mercado, geralmente há sobrecarga de tarefas, altos níveis de estresse e horas extras que acabam por produzir lesões.

Hoje, fico aliviado quando leio que as empresas estão com "enorme" capacidade ociosa e que o mercado cresce lentamente. Acho saudável para as pessoas que a expansão do trabalho possa ser feita com planejamentos e investimentos de longo prazo, sem grandes sobressaltos de produção.

A área da saúde pode contribuir muito para esse cenário, com os programas de qualidade de vida. Também pode e deve atuar na cultura da empresa, em direção a uma postura de respeito entre as pessoas, jamais permitindo "coisificar" pessoas, ou seja, tratar indivíduos como se fossem objetos. Isso pode soar absurdo para quem olha o logotipo moderno de uma grande empresa, mas é muito comum a existência de subpopulações terceirizadas dentro das empresas sem um mínimo de segurança ou com condições de trabalho muito precárias. A segurança e a Medicina do trabalho frequentemente são as primeiras a atuar na redução do risco desses terceirizados.

Já me ocorreu que, ao ser admitido em uma empresa, fiquei sabendo dos "deslizes" do colega que me antecedeu. Essas histórias me trouxeram ensinamentos importantes sobre como se conduzir em um ambiente fechado, onde as fofocas correm soltas e os personagens são muito conhecidos. Sexo e política são temas críticos. Meu primeiro emprego foi em um posto de saúde e meu antecessor havia usado o cargo para se projetar politicamente. Deu certo até que a política municipal mudou de mãos e ele passou a ser taxado de "inimigo" pela gestão do posto. Acho que ele fazia um bom trabalho de desenvolvimento da comunidade local e fui recebido com frieza por alguns de seus partidários.

Nesse posto, observando colegas, também aprendi a não tentar misturar a prática médica com a dos curandeiros locais, que tinham muito prestígio. Cada um na sua praia, médico não tem formação para xamã. Aprendi a respeitá-los, assim como aprendi a respeitar as parteiras que tinham uma extensa rede de contatos na comunidade local. Com a ajuda delas iniciei um trabalho sério de pré-natal, com o apoio dos professores da universidade na outra ponta.

Outro médico que substituí havia subido em uma cadeira para fazer um protesto político no refeitório da empresa. Essa forma não negociada de se projetar foi considerada inaceitável pelos gerentes de recursos humanos. Era época das assembleias estudantis, mas claro que o colega se confundiu ao atuar em cenário inadequado. Outro colega acabou seduzido e se envolveu com uma das operadoras de produção: trancavam-se no consultório da empresa e a consulta durava muito, muito tempo. Virou motivo de zombaria e perdeu o respeito do "chão de fábrica", tornando-se impossível seu trabalho.

Respeito a opção sexual das pessoas, mas tive que demitir um auxiliar de enfermagem que promovia encontros no ambulatório da empresa, durante seu plantão da madrugada. A atitude era incompatível com a finalidade do cargo a que ele estava contratado.

Sobre ética e tomada de decisões, gosto daquele exemplo em que você dirige um carro, com sua família, e há um caminhão lento na frente. A decisão de ultrapassá-lo é sua. Nunca vai haver garantia total de que a sua escolha do momento de ultrapassar vai ser sem riscos. No entanto, em determinado momento, a decisão vai ter que ser tomada. Defeitos na estrada, no seu veículo, no caminhão ou o aparecimento de outro veículo inesperado são fatores imponderáveis e um acidente pode ocorrer mesmo que se tome o maior cuidado. O que se espera é que você dê o melhor de si para conduzir essa ultrapassagem na maior segurança possível. Por essa razão é importante um esforço contínuo para aprimorar nossos mecanismos de decisão. Sem esse empenho pela qualidade decisória, o predomínio tende a ser feito pelas áreas mais primitivas de nosso cérebro e os resultados serão pífios.

Para finalizar, vou retomar a questão de que o mundo do trabalho hoje pertence a uma sociedade da empresa com seus clientes finais ou consumidores (os grandes vilões do mercado ao exigirem "mais por menos"). Sendo assim, a relação de trabalho moderna não envolve mais relações de fidelidade empregador-empregado e a clássica troca de obediência por segurança, que imperava até os anos 1980. Hoje o vínculo é apenas "eterno enquanto dure". Para evoluir nesse novo cenário é importante o médico ter o livre-arbítrio sobre seu *projeto de carreira*, sem depender da vontade de eventual empregador. Significa manter alta empregabilidade. Ou seja, manter competências (aquilo em que você é bom e os outros o reconhecem). Depende de conhecimentos atualizados, que já discutimos acima. Depende, também, de uma boa rede de relacionamentos.

Nesse aspecto, posso afirmar que os colegas médicos que atuam em empresas se apoiam mutuamente, trocando ideias e experiências. Nas vezes em que mudei de área e pedi ajuda para conhecer melhor os problemas do novo segmento, fui sempre muito bem recebido pela nova turma e, por meio de reuniões temáticas, foi possível trocar experiências e criar novas soluções para nossos problemas comuns. Sou muito grato a todos esses colegas que vieram a enriquecer minha formação com exemplos de solidariedade e de profissionalismo.

A escolha da especialidade e da subespecialidade na Medicina e suas consequências

Erasmo Simão da Silva

Observando hoje o processo de decisão por uma área para enfrentar os vestibulares, noto uma grande diferença entre o ocorrido comigo e o que ocorre com minha filha. Apesar de ninguém da família ser médico (eu fui o segundo membro de toda a família fazer um curso de nível superior, meu irmão escolheu Arquitetura), sempre tive interesse pela área biológica e sempre desejei ser médico. Nem meus pais têm conhecimento, nem eu me recordo, de qual experiência que me levou a essa escolha, mas desde muito pequeno queria ser médico (talvez o que chamam de "vocação nata"). Vivo hoje em dia um dilema que tenho dificuldade para resolver: minha filha não sabe se escolhe Ciências Humanas ou Biológicas, porém as discussões que mantemos (eu, minha filha e minha esposa) são interessantes e acredito que fortalecem o processo de escolha e não se torna apenas uma cisma.

Uma vez na faculdade, nos primeiros quatro anos optei por uma atividade acadêmica restrita ao currículo oficial, isto é, assistia às aulas, estudava para as provas e participava de atividades esportivas, viagens com amigos etc. Resisti à tentação de participar de atividades científicas e de trabalho fora do currículo médico normal. Minha única atividade extra foi participar da liga de puericultura, sob influência de amigos que já participavam. Devido à organização e qualidade do atendimento, fiquei inclinado a escolher Pediatria como especialidade (foi a primeira vez que pensei a respeito).

Durante o internato, o melhor estágio foi exatamente o de Pediatria. Naquela ocasião, as atividades didáticas eram levadas muito a sério e os internos bastante respeitados pelos assistentes e funcionários do Instituto da Criança. Ainda participava da liga de puericultura e estava muito propenso a ser pediatra. Ao passar pelo estágio de Cirurgia, que era muito menos organizado que o de Pediatria, trabalhávamos muito e com um apoio didático muito aquém do necessário. O interno exercia funções estranhas, como levar exames ao laboratório, buscar sangue no banco de sangue e outras. Tudo para que o residente responsável pudesse no dia da visita com o professor titular apresentar corretamente os pacientes internados. As atividades didáticas eram mínimas e aprendíamos por iniciativa própria ou por iniciativa de algum residente ou assistente de boa vontade. Porém, quando comecei a participar dos procedimentos cirúrgicos, na qualidade de instrumentador, percebi que era aquilo que queria fazer.

Além de ter gostado muito dos procedimentos cirúrgicos durante o internato, comecei a fazer parte de um grupo de auxiliares que ajudavam nos procedimentos fora do hospital-escola. Até então me recusava a fazer qualquer atividade fora do ambiente da faculdade, mas eu realmente gostei de participar de cirurgias.

Uma fantasia nesse período era que, sendo cirurgião em uma cidade pequena do interior, poderia resolver melhor os problemas que apareceriam e, portanto, tomei minha decisão pela Cirurgia. Eu jamais deixei a capital de São Paulo para exercer Medicina.

Os dois primeiros anos de residência em Cirurgia Geral foram de muito trabalho, mas um fato tornou esse período extremamente agradável. Montamos um grupo de quatro residentes (cada "panela" de residentes contava com quatro pessoas), unidos por um forte vínculo de amizade. Nós nos conhecíamos desde o primeiro ano da faculdade e existia um espírito de colaboração constante entre nós quatro. Brigamos várias vezes, mas tudo era muito temporário e em curto período já tínhamos resolvido todos os problemas. Até hoje, mais de vinte anos depois, continuamos a nos encontrar e a conversar sobre aquele período.

Ao final desses dois anos, tínhamos de escolher a especialidade cirúrgica. É interessante notar que sempre temos um funil pela frente e o processo de decisão – a escolha profissional – sempre aparece. Optei pela Cirurgia Vascular Periférica. Nunca havia trabalhado com ninguém da área e não conhecia nenhum Cirurgião Vascular (somente os que me deram aula e assistência no estágio de cirurgia vascular para residente de primeiro ano). As reconstruções arteriais eram as cirurgias de que eu mais gostava e me decidi por isso, sem saber que a maioria dos cirurgiões vasculares ganha a vida tratando de problemas venosos. Não conversei com ninguém a respeito de mercado, possibilidades de ganho salarial ou ascensão na carreira acadêmica. Escolhi porque gostava das cirurgias de restauração arterial, somente isso.

Em relação à atividade científica – produção de trabalhos, apresentação em congressos e em jornadas –, sempre fui muito omisso. Meu interesse na residência era me tornar um bom cirurgião e recusava qualquer convite para fazer esse tipo de atividade.

Terminado o período de residência, chegava a hora de desligar-me dos laços com a instituição que frequentei por dez anos. Os maiores fantasmas são o desemprego e as responsabilidades médicas (até aquele momento a instituição nos protege e abriga). Por dois anos, fui auxiliar de um cirurgião vascular e de um cirurgião geral e dava plantão toda sexta-feira à noite em um hospital privado. Continuei estudando por conta própria (era arredio a participar de eventos científicos) e prestei concurso público no Hospital Universitário da USP, conseguindo uma das vagas.

Nesse hospital era um trabalhador braçal. Meu tipo de assistência aos alunos do sexto ano da FMUSP que passavam por lá era prática. Ensinava os procedimentos mais comuns e fáceis, raramente ministrava aulas teóricas. A atuação no hospital era como cirurgião geral na maioria das atividades, mas, com formação em Cirurgia Vascular, acabava conduzindo os pacientes que demandavam alguma análise mais especializada. Continuava a estudar e tentava me manter atualizado no campo da Cirurgia Vascular.

Por causa de uma atividade intensa naquele hospital e do fato de encontrar lá dois colegas da época da residência, daquele grupo de quatro, e inúmeros outros colegas da faculdade, fechei meu vínculo com os outros empregos e dediquei-me exclusivamente ao Hospital Universitário. Tinha consultório privado, mas com uma atividade muito pequena. Nunca dei prioridade a ele, pois me agradava mais cuidar de pacientes graves. Vários amigos tentaram me convencer a priorizar o consultório, mas realmente gostava muito mais de minha atividade hospitalar e não dava a importância necessária à possibilidade de maiores ganhos financeiros.

Com essa atividade hospitalar intensa, os diretores do hospital me convenceram a tentar entrar para a pós-graduação da FMUSP. Inicialmente relutei, mas acabei cedendo, pois me dedicava muito a um hospital universitário e seria uma possibilidade de estudar um assunto e produzir um trabalho interessante.

Nesse momento percebi os prazeres de uma vida universitária mais intensa e os seus dissabores. Além da atividade assistencial, as atividades acadêmica e científica foram somadas. O sacrifício pessoal e familiar tornava-se evidente. Eu tinha uma filha de 5 anos quando terminei minha tese de doutorado, era um corredor de longas distâncias (quase todos os dias) e tive que dividir o espaço e o tempo com mais atividades que inevitavelmente prejudicavam outras.

Tomei gosto pela atividade acadêmica e, através de concurso público, tornei-me docente na Faculdade de Medicina da USP, pelo Departamento de Cirurgia. Essa foi uma grande virada na vida, pois oficialmente tinha funções assistenciais, de pesquisa e de ensino. É necessário muita conversa e compreensão dos familiares, pois essa é uma vida de sacrifícios, de muita dedicação, de perseguição por parte de pessoas que disputam o mesmo espaço e de ganho salarial incompatível com a função. Somente idealismo, perseverança, ajuda da esposa, filhos e amigos o mantêm nesse caminho.

A Cirurgia Vascular Periférica, que eu nunca pensei em deixar de fazer por outra, permite um desenvolvimento clínico e cirúrgico. O cirurgião deve conhecer muito bem a Clínica Cirúrgica, pois os pacientes têm diversas comorbidades associadas.

Entre as áreas de atuação, temos a cirurgia arterial, com possibilidades de atuação clínica, cirurgia convencional, até a área da cirurgia endovascular, em que há um grande e contínuo desenvolvimento tecnológico. A principal doença arterial tratada é a arterioesclerose, mas outras como os aneurismas, as arterites, as dissecções arteriais, os traumas arteriais e as displasias estão sob o foco de atuação do cirurgião vascular, em territórios que vão do pescoço até o pé.

As doenças venosas compreendem um componente muito importante de trabalho e estudo. As varizes de membros inferiores têm uma prevalência acentuada na população que necessita de cuidados que vão do estético à grave ameaça à qualidade de vida (úlceras venosas). Ainda no setor venoso, estudam-se e tratam-se a trombose venosa profunda, as malformações venosas e as úlceras de etiologia venosa. Os linfedemas e as angiodisplasias compõem um interessante conjunto de doenças com amplas possibilidades de pesquisa para descoberta de novas formas terapêuticas.

Nos pacientes diabéticos com transtornos nas extremidades inferiores, o cirurgião vascular desempenha papel importante na identificação de problemas precoces, profilaxia de lesões graves e tratamento cirúrgico quando necessário.

No setor de diagnóstico, os cirurgiões vasculares podem obter, quando treinados, certificados de sociedades médicas relacionadas para realização de ultrassonografias Doppler, arteriografias e flebografias. Nesse ponto, a associação com a radiologia intervencionista e com os hemodinamicistas é intensa, pois, na sequência do diagnóstico, é possível realizar, no mesmo procedimento, uma intervenção curativa.

Enfim, nessa especialidade podem-se escolher diversas subespecialidades para atuação preferencial, dependendo daquilo que melhor se ajusta ao perfil do profissional.

Do ponto de vista de atendimento ambulatorial e de consultório, amplas são as possibilidades, pois mais ou menos 60% dos pacientes vasculares requerem tratamento clínico ou podem merecer pequenas intervenções possíveis de serem realizadas nesse tipo de ambiente.

Na área de pesquisa, os pacientes com doença arterial periférica, com doença obstrutiva carotídea e com aneurismas de aorta ou de outros vasos periféricos são extremamente valiosos e alvo de diversas especialidades para pesquisa conjunta, como Cardiologia, Endocrinologia, Hematologia, Radiologia, Dermatologia, Reumatologia etc.

De maneira geral, o cirurgião vascular é um médico útil em qualquer tipo de hospital ou de modalidade de atendimento (rotina ou urgência). A possibilidade de perda de membro ou de rotura de um aneurisma torna esse profissional requisitado para avaliações de urgência e de rotina, sendo uma peça importante em ambulatórios de especialidades e de serviços de urgência. No Hospital das Clínicas da FMUSP, por exemplo, a demanda ambulatorial e de urgência é extremamente grande, existindo séria dificuldade de atendimento a todos os pacientes. Portanto, esse é um campo de ação ainda com oportunidades de trabalho.

O desenvolvimento tecnológico da última década atingiu em cheio a cirurgia vascular. Métodos modernos de tratamento intervencionista propiciaram a possibilidade de intervenções minimamente invasivas, sem necessariamente inviabilizar as técnicas convencionais de cirurgia, mas sim complementando umas às outras. Nesse aspecto, o contato com colegas de outras especialidades tem sido difícil, pois, com área de atuação semelhante, mas sem o conhecimento preciso da doença, outras especialidades disputam o mesmo paciente. Esse fato mostra a necessidade de constante aprimoramento e de treinamento em todas as áreas oferecidas pela especialidade.

De modo geral, não são muito intensos os chamados de urgência, pois a estruturação dos serviços de saúde de hospitais públicos e privados demonstrou a necessidade de equipes disponíveis desses profissionais.

Como em toda área médica, somos defrontados com problemas com os prestadores de saúde privados (convênios médicos e seguradoras), como também com um número crescente de profissionais, em razão do alarmante aumento do número de escolas médicas e de residências credenciadas. Nós estamos a par desses problemas. A Sociedade Brasileira de Angiologia e Cirurgia Vascular, filiada à Associação Médica Brasileira, é a nossa representante legal e a entidade que luta pelos nossos direitos, bem como pelo fornecimento do título de especialista e pela revalidação desse título. A entidade organiza e financia cursos de atualização para os associados e promove reuniões mensais em todos os estados da federação para discutir os problemas da especialidade e para melhorar o conhecimento científico de seus membros.

Finalizando, essa é uma especialidade em franco desenvolvimento, com múltiplas oportunidades de trabalho, pesquisa e ensino.

Ser ortopedista

Leomar Arroyo

Uma das coisas mais legais da Medicina é o "fazer o bem". Nenhuma profissão causa tanta satisfação e sensação de dever cumprido. E, de todas as especialidades, a ortopedia é a que lhe dá maior prazer imediato. Está torto? Endireita. Está fora? Põe pra dentro. Está doendo? Tome injeção. Você atende o vovô e a netinha, faz Pediatria, faz Geriatria; você é o clínico, o médico do paciente; você é o cirurgião que opera – você é o salvador do pronto-socorro, você engessa, reduz, sutura, punciona, trabalha... Ufa! Se depender do "doutor, eu rezo todo dia pro senhor", para o céu todos nós iremos. E qual não é a nossa alegria ao ver nosso paciente sorrir novamente. E o "dia a dia" é a nossa vida: divirta-se com seu paciente, sinta suas dores; você é o melhor amigo dele naquele momento. Chegue em casa todos os dias tendo histórias para contar.

Pergunte para qualquer ortopedista que satisfação é reduzir uma pronação dolorosa; "um chorinho!"; não precisa de raio X, gesso ou remédio. É um verdadeiro milagre ver seu amigo andando, mexendo, jogando. Uma palavra amiga na hora certa para pessoas frágeis, que se tornam quebradiças.

Você pode ser professor, mas será sempre aluno. Na Ortopedia não lhe faltará trabalho: braçal, cerebral (há controvérsias), noturno, urgências, plantões, ambulatórios, hospitais. Nunca passará apertado, há sempre uma saída: plantões, auxílios cirúrgicos, ambulatórios etc. – não estamos em crise. Tenha um bom som no carro, pois terá momentos de paz no trânsito. E tenha seus momentos – nove entre dez estrelas da Ortopedia eram da Atlética. Você sabe como se machuca e como se previne.

Você pode ser engenheiro, desenvolver novas tecnologias: placas, próteses, softwares de cirurgia robótica; você pode ser advogado, fazer perícias médicas ou defender seus colegas. Depois da Ortopedia, fica fácil pregar quadros em casa, arrumar o ferro, aparafusar prateleiras; às vezes se fura um cano, mas nunca um vaso sanguíneo. Radiologistas que somos, ajudados pelos próprios, somos também neurologistas, fisiatras, fisioterapeutas, reumatos. Quanta bola dividida! Vasculares, "que venham rápido". E, se nada der certo, temos o grupo de dor com seus santos anestesistas.

E há que se predestinar para o ato cirúrgico, situação de concentração absoluta, senhores do destino, estresse, alerta e responsabilidade extrema. Ao operar um paciente é como se tivéssemos um filho, seremos sempre o seu criador.

Por que viramos médicos? Não sei, talvez predestinação. E por que escolhemos ser ortopedistas? Uma especialidade que quase não tivemos no curso básico. Difícil escolher a profissão, a especialidade. Escolha o que o seu coração mandar. A maior riqueza está na satisfação pessoal e de seus próximos. A partir desse momento tudo fica fácil, natural: as oportunidades, a sua garra de viver, produzir, ajudar etc. Procure aproveitar ao máximo a sua residência, ela será uma base sólida na sua formação. Ela abrirá ou fechará portas. Todo bom residente é lembrado em concursos e empregos. De uma má fama na residência é difícil se livrar. Se você não quiser ser acordado à noite, escolha uma atividade que não dê plantões. Não se ensina bom senso à população e não adianta brigar com o paciente, pois depois a adrenalina sobe e você não conseguirá mais dormir. Pense que você está ganhando para estar lá; pode ser pouco, mas você escolheu.

É tão fácil lidar com pessoas grosseiras ou alteradas. Basta dar um pouquinho de atenção, conversar, tratar bem, que elas vão se desarmando, diminuindo e saem invariavelmente eternamente gratas.

Certa vez, sofri um acidente numa estrada e cheguei de madrugada a um pronto-socorro do interior. O médico foi chamado, que nos atendeu com a maior calma e boa vontade, nos transmitindo tranquilidade e nos fazendo sentir amparados, fato que tento repetir com todos os meus pacientes.

E não adianta, pois seremos sempre médicos. Garanto a minha posição de lateral direito no clube porque sou ortopedista. Machucou, estou lá dentro, é natural, instintivo.

A Ortopedia é uma das especialidades que mais se desenvolveu nos últimos anos: cirurgias artroscópicas, cirurgias minimamente invasivas, com pequenas incisões e agressão cirúrgica, conseguimos colocar placas enormes e hastes intramedulares. Cresceu tanto que temos que nos dividir e nos especializar. Microcirurgia, cirurgia de mão, de pé, ombro, joelho, coluna etc. E há o campo da Medicina Esportiva, no qual somos indispensáveis e podemos trabalhar numa atividade bem agradável. Há campo cada vez maior para as mulheres, que deveriam erguer uma estátua para a Dra. Laura, primeira ortopedista do Hospital Clínicas, hoje minha companheira de Hospital Universitário. Porém, estejam preparadas, o negócio de "não é força, é jeito" é ledo engano. Vocês vão suar muito. Estejam em forma.

Nós, ortopedistas, também temos uma grande vantagem: a gente não mata, só "aleija". Não me lembro de ter preenchido um atestado de óbito.

Não somos estanques, ora estamos operando, ora estamos passando visita nos doentes, atendendo em ambulatórios, consultórios ou pronto-socorro. Não existe um pronto-socorro decente sem um ortopedista e raramente somos "atravessados" por outro especialista (em geral, os outros especialistas se apavoram ao ter que atender urgências ortopédicas). Há lugar para todos, ortopedistas clínicos, habilidosos cirurgiões, socorristas, cientistas e os que querem uma carreira universitária. Somos também um grande aliado da Medicina do Trabalho, graças aos crescentes casos de LER e suas consequências. E, a despeito dos pacientes com LER e lombalgia, somos uma especialidade mais objetiva, em que nos parece prevalecer a sensação de que resolvemos a maioria das patologias, sem muita angústia ou dúvidas.

A Ortopedia é uma especialidade a que você sempre deve estar disponível. Um amigo seu que caiu certamente irá se lembrar de você na hora e gostaria de estar com você naquele momento. Raramente operamos "de urgência" e, nesse sentido, dá para se programar um pouco (com exceção das fraturas expostas, luxações e outras indicações precisas).

No consultório, temos que ter uma infraestrutura com raio X, sala de gesso e para curativos pós-operatórios. Porém, é extremamente agradável, apesar de os convênios não nos tratarem adequadamente e de os pacientes particulares serem cada vez mais raros. Mas ninguém procura você dizendo que ganhou muito dinheiro, casou com uma "gostosa" ou comprou um carro novo. É só problema que você escuta. E você precisa descarregar... Chute uma bola, dê umas raquetadas, aumente as endorfinas, porque no outro dia a pilha está nova.

É muito bom estar em contato com os alunos e residentes no HU. Rejuvenescemos, voltamos aos bons velhos tempos. Eu era você ontem. Eu sempre falo para os residentes que, nem que eu me acabe, cada um vai levar um pedacinho de mim. Vai se lembrar de uma dica, uma piada, um conselho ou um macetinho de cirurgia. E que bom ser residente, ter um mundo pela frente. Escolha bem a sua mulher ou seu marido, ela/ele pode acabar com a sua carreira e é por isso que frequentemente nos casamos com colegas.

Se você não entrar numa boa residência, estude e preste novamente. Todo mundo pergunta onde você fez residência antes de perguntar onde se formou; ela será a base para o seu futuro. Devo muito à Faculdade de Medicina e ao Instituto de Ortopedia do Hospital das Clínicas, onde tive formação sólida, que me orientou nos caminhos a seguir. Orgulho-me de ter sido residente naquele instituto e de, atualmente, poder contribuir um pouco para a formação de seus residentes.

Quanto a fatos curiosos, vou recordar duas passagens. Certa vez uma senhora caiu da escada e descreveu que uma perna foi pra cá, a outra pra lá e no fim do tombo ela parecia uma bailarina fazendo um "espaguete". Em outra situação, um indivíduo bem alcoolizado chegou intimando que queria fazer um "raul X da calúnia". Argumentei que estávamos com um probleminha no raio X, porque estava saindo umas faíscas do aparelho e, se ele tivesse bebido, tudo poderia explodir. No mesmo instante ele disse: "Doutor, eu volto amanhã".

Nunca me arrependi de fazer Ortopedia. Devo parecer satisfeito, pois meu filho quer ser ortopedista. E que alegria ter um filho são-paulino, que quer ser médico e joga futebol com você, ter uma filha que corre contra nós pela Poli e outra que é loira e tem os cabelos que já não tenho.

E nós ortopedistas somos um time grande e unido: obrigado, Dr. Peixinho, Zoppi, Juca, Bartô, Paulo Ohno, Croquete, Oda, meus amigos do HU, estou certo de que sempre seguiremos nos ajudando. É por vocês e por meus queridos pacientes que eu me orgulho de ser ORTOPEDISTA.

Médica endoscopista

Beatriz Mônica Sugai

Rotina atual

A vida de um médico que faz Endoscopia sempre começa cedo, pois as pessoas fazem exame de endoscopia em jejum e preferem fazê-lo na parte da manhã. Particularmente, como trabalho no Fleury e o primeiro exame se inicia às sete horas da manhã, acordar cedo é a rotina. Essa rotina é de seis ou doze horas de trabalho fazendo exames de endoscopia, colonoscopia ou colangiografia, dependendo dos dias da semana. É um ritmo puxado de exames, mas há tempo para conversarmos com o cliente, entender o que se passa com ele e o motivo pelo qual foi solicitado o exame, explicar como será o exame e, depois de feito, contar o que foi encontrado. Essas características do contato com o paciente são muito valorizadas no Fleury e eu pessoalmente gosto muito dessa conversa. É aí que a liga entre o médico e o paciente se faz, quando, se não se chega a conhecer a pessoa, pelo menos se leva em conta o outro e se percebem alguns sentimentos como o medo do exame, do resultado do exame e, então, se consegue confortá-lo.

Dentro desses períodos de trabalho, que por semana chegam a 42 horas, além dos exames em si, tenho outras atribuições administrativas, relacionadas ao gerenciamento tanto do setor da Endoscopia como a outras áreas do Fleury, além de atribuições didáticas, preparando reuniões e aulas. Isso nos faz diversificar os contatos, além de ampliar a nossa visão: é preciso estar atualizado tanto nos assuntos médicos como no gerenciamento da nossa atividade.

Em paralelo à profissão, a vida pessoal segue seu ritmo. Sou casada com um médico e tenho duas filhas, de 18 e 16 anos. Fazer ioga semanalmente e ter aulas de piano e de inglês são momentos muito prazerosos, além daqueles de cuidar da casa e da família e viajar. Há 28 anos sou formada e essa minha rotina tem sido mantida nos últimos dez anos. Mas ela não foi sempre assim.

Caminho percorrido

Eu me formei e fiz residência de Cirurgia no HC. Depois fiz estágio de Endoscopia e em seguida fui contratada pelo Serviço de Endoscopia do HC. Nessa época, comecei a trabalhar como assistente do Prof. Dario Birolini, auxiliando-o nas cirurgias no Hospital Sírio-Libanês.

Durante doze a treze anos, minha rotina foi esta: endoscopia no HC, com plantões eventuais de final de semana, consultório onde fazia endoscopia duas manhãs por semana. As cirurgias eram na hora do almoço, ou em qualquer hora do dia ou da noite, além das visitas diárias aos pacientes internados, em pós-operatório, incluindo sábados e domingos.

Neste ponto, gostaria de expor como foi que isso aconteceu. Primeiro que não foi sem reveses. Depois de dois anos de Cirurgia Geral, prestei exame de residência para o R3 e R4 na Gastro e fui reprovada. Entrei na Endoscopia e gostei muito. Às vezes, penso que a reprovação foi providencial. No início da Endoscopia pleiteei uma bolsa de estudos para o Japão e não consegui.

E como se consegue ser auxiliar em cirurgia de um excelente cirurgião e num bom hospital? Eu, durante a faculdade, tinha passado a maior parte do tempo envolvida com o CAOC, movimento estudantil, não tinha feito nenhuma liga relacionada à cirurgia, e era mulher. Penso que o que vale além do estudo é a sua dedicação e comprometimento, estar disponível para o aprendizado e para as tarefas que lhe são solicitadas, saber viver e trabalhar em equipe.

A nossa "panela" da Cirurgia era assídua e trabalhadora e meu contato com o Prof. Dario foi durante as visitas no estágio do pronto--socorro, onde passei no final da residência. Um dia eu lhe disse: "se o senhor precisar de uma auxiliar em Cirurgia, pode me chamar". E ele estava precisando. O aprendizado foi grande e devo muito a ele.

Nesse início de carreira, dei plantão no pronto-socorro da Beneficência Portuguesa, ajudei outros cirurgiões em pequenos hospitais e, como R2, cheguei a dar plantões na antiga OSEC, um hospital--escola, como chefe de plantão do PS da Cirurgia, junto com internos. Já imaginou colocar um baleado na mesa cirúrgica, sozinha, apenas com dois internos que nunca entraram em cirurgia? "De médico e louco, todo mundo tem um pouco." Nessa época eu tinha mais de louco do que de médico. As épocas eram outras e a idade ajuda a ter esse arrojo. De qualquer forma, o importante é que não devemos ter medo de enfrentar as dificuldades, pois elas surgirão com certeza.

Os diferentes períodos da profissão

Nessa fase em que estava no HC, me casei e fui morar em Bruxelas, na Bélgica, por um ano. Meu marido, Fabio Brant, fez um estágio de transplante de fígado, com bolsa do CNPq, e eu fiz um estágio de Endoscopia, em que aprendi muito sobre Colangio no Hospital Erasme, em Bruxelas. Isso foi em 1990 e desde então mantenho um vínculo com os colegas de lá. Inclusive, em junho deste ano, 2009, fui para lá participar do *workshop* de Endoscopia Terapêutica. Quando o vínculo entre as pessoas é bom, ele deve ser cultivado, e anualmente encontro com colegas de lá em congressos.

Depois de voltar ao Brasil, tive duas filhas e me dediquei somente à casa e à Endoscopia, trabalhando em outros hospitais além do HC, onde fazia colangio. Levava as meninas na escola de manhã, almoçava em casa. A vantagem da Medicina é esta: podemos moldá-la de acordo com nossas necessidades e é preciso que a gente tome as decisões e não deixe que a vida nos leve simplesmente.

O FIO CONDUTOR

A vida pode se apresentar de maneiras diferentes. Precisamos escolher do que mais gostamos de fazer e pensar que podemos mudar sempre que necessário. Alguns valores são importantes e devem ser respeitados: a atenção e o respeito aos pacientes, aos colegas de trabalho, sejam eles médicos, sejam enfermeiros ou administradores, a ética no trabalho. E o mais importante não é quanto se ganha, mas o que se tem em troca, ou seja, liberdade para trabalhar, boas condições de trabalho, oportunidades para crescer, estudo, dedicação e comprometimento para que os frutos apareçam. É como bordar uma tapeçaria: escolhemos o desenho e os materiais, mas a trama é fixa.

Medicina Preventiva

Rubens Kon

Desde sempre, até onde consigo me lembrar, quis ser médico. Embora não tivesse nenhum parente próximo na profissão, ou qualquer outra figura importante que pudesse ter me influenciado, não me recordo de ter tido alguma dúvida a esse respeito até o sexto ano da Faculdade de Medicina.

Meu pai, um arquiteto, teve uma carreira bastante bem-sucedida na Construção Civil, em parceria com seu irmão, engenheiro. O dia de visitá-lo no trabalho era sempre um grande acontecimento para mim e as grandes mesas de desenho, as réguas "T" e os rolos com plantas de edifícios, um mundo fascinante.

Minha mãe teve seus três primeiros filhos entre os 18 e 21 anos de idade e o último logo após completar os 30 anos. Foi só então que voltou a estudar, construindo uma sólida e respeitada carreira de professora de Economia, enquanto ouvia as lamúrias dos filhos e do marido no "lar abandonado".

Nenhum dos dois buscou influenciar minha escolha pela profissão. A figura do menininho dizendo que seria médico quando crescesse sempre pareceu agradá-los bastante. E, assim, passei por esses anos, com a segurança e o conforto dessa certeza, observando com ironia os dilemas vividos por meus amigos na escolha da profissão. Enquanto muitos deles procuravam, na adolescência, experiências e esclarecimentos, minhas energias se mantinham concentradas nos treinos e nas competições de natação.

Esse foi um dos motivos de eu ter entrado na escola médica com uma visão bastante vaga, e mesmo ingênua, do que pudesse significar a opção por essa profissão. Foi um dos motivos, mas, certamente, não o único, já que essa visão era compartilhada por boa parte dos colegas de turma, especialmente por aqueles que, como eu, tinham passado a juventude protegidos atrás dos muros dos bons colégios da elite paulistana.

É importante lembrar que crescemos num tempo – os anos duros da ditadura militar – em que nem tudo se sabia e pouco podia ser discutido. Lembro-me, por um lado, do orgulho ao ganhar, aos 12 anos, um concurso de redações com uma composição patriótica sobre o sesquicentenário da Independência do Brasil e não entender os sorrisos amarelos a minha volta. De outro lado, mais tarde, da euforia que senti, e não sabia de onde vinha, escutando pelo rádio a notícia de que os estudantes da USP haviam saído do campus em passeata na direção do Largo de Pinheiros, já em 1977.

Foi assim que, em 1978, entrei na FMUSP, disposto a viver intensamente esses anos, sem abrir mão de nenhuma das minhas paixões – aquela antiga, pelo esporte, que me manteve, durante os seis anos, como atleta da natação e do polo aquático (do qual fui até diretor!) e uma, mais recente, pela política, que me fez presidente do Centro Acadêmico Oswaldo Cruz (CAOC), no quinto ano da faculdade.

Fazia parte daquela visão vaga e ingênua que mencionei mais uma certeza: a de que seria neurologista. Era como percebia que melhor poderia satisfazer minha grande curiosidade sobre o funcionamento singular da "máquina humana". E penso que essa expressão define bem minha expectativa, de então, para a prática médica, que não incluía exatamente uma relação com seres humanos.

E foram, de fato, anos intensos, com muitas descobertas e transformações – uma autêntica revolução permanente. Mas essa agitação demorou a modificar minha opção pela Neurologia, que era ainda minha especialidade de escolha, quando cheguei ao internato.

Também para mim, como para a maioria, o internato foi o momento decisivo para a definição da especialidade, mas por motivos talvez um tanto particulares. Uma descrição do começo dessa etapa da minha formação pode ser ilustrativa do que se passou comigo.

Meu primeiro estágio, já no início do quinto ano, foi na UTI do PS do Instituto Central do Hospital das Clínicas, conhecida como UTI da Marisinha, em homenagem à professora responsável por ela. Não bastasse ser um estágio já carregado de ansiedade, especialmente para um internato tão "verde", o HC vivia uma de suas tantas crises, quase rotineiras naquele período. Crises de falta de material, de falta de pessoal e do que mais puder se imaginar.

Na UTI do PS, não havia médicos assistentes suficientes para todos os plantões, de modo que frequentemente o aluno-interno era o único responsável presente. Víamos aqueles pacientes gravíssimos piorando diante de nós e os manuais sobre o equilíbrio ácido-base ou sobre as reposições hidreletrolíticas simplesmente não ensinavam o que fazer. Saíamos desesperados atrás de um verdadeiro médico de plantão nas redondezas, mas poucas vezes éramos bem-sucedidos em convencê-los a assumir uma responsabilidade que não consideravam sua, mesmo em se tratando de aumentar as chances de sobrevivência de alguém.

Eu, que já havia me destacado como militante do movimento estudantil e que naquele ano presidia o Centro Acadêmico, denunciei de muitas maneiras a situação e procurei diferentes chefes e encarregados, sempre me surpreendendo com a frieza e, em alguns casos, com o cinismo com que era recebido – "Esta vai ser uma grande oportunidade de aprendizado para vocês!".

O restante do internato, com seus altos e baixos, apenas aprofundou o enorme desencanto por que fui tomado e que acabei traduzindo, na época, como uma decepção com a Medicina como um todo. Se era essa a Medicina praticada no mais importante complexo hospitalar da América Latina e se a desumanização era encarada com tanta naturalidade por seus afamados professores, provavelmente tinha feito a escolha errada.

Foi só então, como disse no início deste depoimento, que me perguntei se era esse mesmo o caminho que pretendia seguir na minha vida profissional. Minha opção, já no último ano da faculdade, pela residência em Medicina Preventiva e pela atuação em Saúde Pública, teve certo sentido de abandono da Medicina. E hoje estou convicto de que essa opção permitiu que, anos depois, eu me reconciliasse com a Medicina. Não quero, com isso, dizer que foi esse o único determinante de minha escolha ou que tenha se tratado, na verdade, de mera falta de opção. Minha aproximação com a Saúde Pública já vinha acontecendo desde muito antes.

Uma das atividades extracurriculares a que mais me dediquei, desde muito cedo, na faculdade, foi o trabalho no Departamento de Pesquisas Médico-Sociais do CAOC, que procurava colocar o estudante em contato com a realidade de saúde da população menos privilegiada e que, naquela época, atuava em alguns bairros do extremo leste da cidade de São Paulo. Esse trabalho combinava atividades assistenciais – como vacinação de crianças – com o acompanhamento do trabalho de organização do movimento popular de saúde, na reivindicação pela implantação de novas unidades de saúde e na eleição de conselhos populares nas unidades existentes.

Nessa atividade, tomei contato com um grupo de sanitaristas que atuava na região e me entusiasmei pela forma com que combinavam a atuação técnica competente e dedicada com a ação política junto aos movimentos populares, o que me parecia indicar um bom caminho para dar conta das minhas inquietações.

Outra experiência significativa, que acabou tendo influência na minha opção posterior, foi a disciplina "Medicina em Centro de Saúde", do Departamento de Medicina Preventiva, no quarto ano. Essa era uma rara possibilidade de aprendizado prático em ambulatório e fora do hospital. Também aqui enxerguei, ainda de forma um tanto fragmentada, um futuro profissional possível.

Assim construí minha escolha da Saúde Pública como área de trabalho e a Medicina Preventiva como caminho de formação. Fazer residência de Preventiva era (como é ainda hoje) algo pouco usual para um formando da "Casa de Arnaldo", e ouvi todo tipo de conselho e recriminação. Alguns me alertavam em relação à baixa remuneração do sanitarista e do funcionário público em geral, prevendo um futuro difícil para mim. Meus familiares relutavam em aceitar uma opção de especialização que inviabilizava a abertura do tão esperado consultório (ainda ouço minha avó me explicando, com todo o cuidado de que foi capaz, que, ela mesma, só procurava o médico quando estava doente e que um médico "preventivo" não teria muitos clientes). Com outro tipo de expectativa, alguns colegas colocavam em dúvida o caminho escolhido, já que se formavam sanitaristas em cursos de seis meses e a residência se prestaria àqueles com pretensões acadêmicas.

Com a convicção – ou teimosia – própria da militância política da época, segui em frente e tive uma passagem bastante enriquecedora e prazerosa pela residência. Tanto que, ao terminá-la, já não tinha a mesma certeza em relação ao rumo que daria à minha carreira. No final do segundo ano, havia sido aprovado em concurso da Secretaria de Estado da Saúde, para médico sanitarista, conforme meu plano original, mas acabei sendo convidado para continuar ligado ao Departamento de Medicina Preventiva, como médico contratado do Centro de Saúde Escola do Butantã. Resolvi esse dilema, não sem sofrimento, optando por uma terceira via: aceitei outro imprevisto convite para trabalhar em São Sebastião, como médico generalista.

Ocorre que um colega da faculdade, nascido naquela cidade, era o secretário municipal de saúde e havia levado vários egressos da FMUSP para trabalhar no hospital local. Agora necessitava de um generalista para morar e trabalhar no litoral sul da cidade e lá fui eu, com esposa e filho de nove meses, morar em Boiçucanga, onde atendia à tarde, indo de manhã para Maresias. Após alguns meses, minha formação de sanitarista levou ao convite para secretariar a Comissão Interinstitucional de Saúde, onde as secretarias municipal e estadual e o Inamps ensaiavam a integração que viria mais tarde a fundamentar o SUS.

O trabalho como um autêntico médico de família, numa pequena comunidade e com uma paisagem ainda razoavelmente preservada, foi uma experiência valiosa no início de carreira. A possibilidade de exercer uma prática integral e humanizada e o carinho e respeito por parte da população são lembranças marcantes desse período, mas que se misturam com certa insegurança pela distância dos recursos mais especializados e com a quase completa ausência de privacidade. Estava disponível 24 horas por dia, em qualquer lugar que estivesse, para ouvir queixas, tirar dúvidas, examinar etc. Costumo brincar que meu programa de fim de semana não era ir à praia, mas passear na Avenida Paulista, em São Paulo, para curtir o anonimato.

Nesse um ano e meio em que fiquei lá, amadureci muito como profissional, reconciliei-me com a prática médica e reforcei adesão à Saúde Pública. Mas havia chegado a hora de voltar e reassumi minhas funções junto à Secretaria de Estado, pela qual havia estado comissionado em São Sebastião.

Minha entrada na carreira de sanitarista tem algo que parece curioso hoje, mas que era uma característica daquela carreira. Aprovado em concurso público, na escolha de vagas optei pela direção técnica da UBS Parque São Rafael, na região de São Mateus, zona leste de São Paulo. O jovem e recém-formado médico chegava à unidade já como novo diretor, para certo desconforto dos colegas mais antigos, além do receio de quebra dos famigerados "acordos", tão característicos de nossa rede pública, por meio dos quais se decide não trabalhar toda a jornada contratada. Como morava na zona sul, fazia diariamente uma pequena viagem de quase quarenta quilômetros para ir e voltar, com a vantagem de seguir no contrafluxo do trânsito e de trabalhar em um único lugar. Nunca senti isso como um grande sacrifício, até porque estava cumprindo o roteiro que havia programado.

Outra característica interessante, mas infelizmente passageira, do período foi ter ingressado na carreira num momento – o final do governo Montoro no Estado – em que ela tinha sido bem valorizada e meu bom salário causava espanto aos colegas que ironizavam minha "opção pela pobreza". Ao longo de minha carreira, minha remuneração variou muito, ao sabor das políticas e das circunstâncias. Talvez pelo meu contato cotidiano com situações de vida difíceis e, às vezes, dramáticas, sempre valorizei o fato de conseguir manter, com meu salário, um padrão de vida digno e confortável, ainda que houvesse momentos mais difíceis.

Nessa fase, a boa lembrança vem da experiência de construir uma equipe, a partir de um conjunto de trabalhadores amontoados num mesmo espaço de trabalho, do árduo aprendizado sobre os limites e possibilidades da administração pública brasileira e da fértil interação com os movimentos populares da periferia de São Paulo. Contudo, o trabalho na Saúde Pública é sempre muito afetado pelas oscilações políticas, especialmente num país como o nosso. Tempos difíceis chegaram, com a investida do secretário Pinotti acabando com a carreira do sanitarista e marginalizando esse profissional.

Mais uma vez, entre o dilema de insistir, resistindo dentro das brechas do possível, e retomar a vida acadêmica, o que cheguei a ensaiar, enveredei por uma nova terceira via: deu-se a inesperada vitória de Luiza Erundina para a prefeitura de São Paulo e o convite para assumir a direção do Hospital Municipal de Itaquera, zona leste, função que era acumulada com a de coordenador do Módulo de Saúde local – experiência precursora dos distritos ou dos sistemas locais de saúde.

Para um sanitarista com três anos de carreira, cuja experiência administrativa havia sido a coordenação de um grupo pouco maior do que trinta pessoas num pequeno centro de saúde da periferia, a ideia de dirigir um hospital e outras seis unidades de saúde que contavam com quase dois mil funcionários era bem atemorizante. Especialmente a administração de um hospital parecia muita ousadia para aqueles "garotos com sandália e bolsa a tiracolo", que infernizavam a vida das autoridades, a partir de suas trincheiras, nos postinhos de saúde. A decisão de aceitar o desafio combinou com certa arrogância de sustentar que o que vinham fazendo os antigos administradores eu poderia fazer igual ou melhor, com o entusiasmo de militante político que não admitia se omitir quando os companheiros recebiam o encargo de gerenciar a maior metrópole do continente.

Foram quatro anos cheios de emoção, em que aprendi muito, errei e acertei bastante, e acabei por concluir que essa mística de que espaços desse tipo são privativos dos "especialistas" apenas serve a uma concepção de gestão que não consegue conviver com a democracia e a transparência. É certo que conhecimento e competência são indispensáveis, mas as decisões estratégicas nunca são meramente técnicas.

Olhando para esse período com o distanciamento que o tempo transcorrido permite, percebo que mergulhei no trabalho com tanto empenho, acreditando que todo o sacrifício valia a pena, que não me dei conta a tempo de que o que mais sacrifiquei foi a convivência com a minha família e a atenção a meus filhos pequenos. O término dessa experiência coincide – e penso que não por acaso – com o fim de meu primeiro casamento. Hoje, tento ser mais cuidadoso em combinar o entusiasmo com o trabalho a um apego equivalente aos pequenos prazeres cotidianos da vida em família.

Porém, quando aquela cadeira começava a ficar mais confortável, a política dá mais uma cambalhota e a socialista Erundina é substituída pelo famigerado Maluf. Passei os anos seguintes buscando reencontrar um espaço de trabalho, atuando em unidades básicas da zona leste, um pouco como sanitarista, um pouco como clínico geral, mas as condições eram muito adversas, até por ter que assistir a tantas coisas que havia construído serem destruídas, uma a uma. Foi mais uma confrontação dolorosa com nossa cultura política, que torna obrigatória a demolição de todas as realizações de gestões anteriores, sem maiores considerações sobre sua qualidade ou oportunidade. Percebo que esta não é uma característica que divide "conservadores" e "progressistas", mas sim entre os que veem na política essencialmente uma busca de maior poder pessoal ou grupal e os que mantêm alguma expectativa de aprimorar um projeto de sociedade.

Em meados de 1995, às vésperas da implantação do Plano da Atenção à Saúde – o PAS – na região em que trabalhava, dei uma nova guinada em minha trajetória e iniciei a fase que perdura até hoje. Ao mesmo tempo que entrei no mestrado, no Departamento de Medicina Preventiva da FMUSP, participei de processo seletivo e fui aprovado como médico do Centro de Saúde Escola do Butantã (CSEB), unidade docente assistencial daquela faculdade.

A excitação do retorno à vida acadêmica, perspectiva que esteve sempre muito presente para mim, era tanto maior por fazê-lo nos locais e com as pessoas que haviam sido tão importantes na minha formação. Porém, igualmente intensa era a sensação de perda por deixar a região e me distanciar das pessoas que representaram para mim, por tanto tempo, um projeto de vida e trabalho tão acalentado. Em minha dissertação de mestrado – na qual estudei a experiência de planejamento local desenvolvida na minha passagem por Itaquera – usei, como uma das epígrafes, um trecho de uma letra de John Lennon: "*Life is what happens to you while you're busy making other plans*". Fazer planos e perseguir o caminho pretendido é fundamental, mas é preciso estar atento e preparado para o fluxo da vida.

No CSEB, tenho tido oportunidade de combinar vários tipos de atividade que me gratificam, como o atendimento como médico generalista, o ensino, a pesquisa e a administração (nos últimos anos sou o diretor do serviço). Lá, tenho a oportunidade de conviver com um grupo bastante aguerrido, com o qual compartilho o ideal de pensar e de experimentar um serviço público que busque a excelência e não se acomode diante das muitas dificuldades. Bem sei que de nada adianta esse tipo de experiência ficar restrito a alguns espaços protegidos, mas conheci algumas pessoas como essas nos diferentes lugares por onde andei e mantenho a esperança de que "outro mundo é possível".

Há quase dez anos casei-me novamente, desta vez com uma pessoa que conheci no Hospital de Itaquera, e com ela tive mais um menino, além de ganhar como meu seu outro filho. Juntos, então, temos quatro belos e bem diferentes rapazes. Procuro, com sucesso variável, é verdade, cultivar o tempo e o espaço da família, sem o que não há sucesso profissional que se sustente.

Trabalhar em Saúde Pública propicia essa diversidade de experiências, como as que pude viver e as que ainda pretendo ter. Há uns poucos anos, na minha mais recente "recaída", afastei-me por um período para atender a mais um convite dos antigos companheiros e trabalhar na administração municipal, na gestão Marta Suplicy. Tenho orgulho de ter composto o grupo encarregado de acabar com o desastroso PAS e reintegrar o município ao SUS. Dessa vez, não suportei permanecer durante todo o período do governo e, com a demissão do secretário da saúde com quem me dispusera a trabalhar, optei por voltar ao refúgio do CSEB. O companheirismo e o espírito combativo, tão característicos da minha primeira passagem na administração municipal, haviam dado lugar a um apego acrítico e superficial ao poder a ao dinheiro.

É provável que novas recaídas me aguardem nas etapas ainda por vir nesta minha carreira. A visão crítica que fui desenvolvendo a respeito das influências nefastas da baixa politicagem nos espaços de produção das políticas públicas e a consequente instabilidade para aqueles que, como o médico sanitarista, transita essencialmente por esses espaços, não me impedem de perceber que avanços são possíveis e conquistas foram efetivamente obtidas. Há muita coisa em nosso SUS que confirma isso.

Continuo inquieto e ansioso por novas experiências, mas, se olho para trás, não tenho como não me sentir realizado. São poucos os que experimentam a Saúde Pública e não acabaram apaixonados, ou viciados nela. Para quem gosta de paixão e de aventura, eu recomendo!

Clínica Médica também é uma especialidade

Luiz Pedro Meireles

A escolha de uma profissão é das tarefas mais árduas a serem cumpridas por um jovem que presta vestibular. Em particular, hoje, em que as tradicionais profissões de curso superior (Engenharia, Direito e Medicina) perderam terreno para uma gama crescente e diversificada de novas ocupações. Pois, quando eu ingressei na universidade, vindo de uma família de classe média sem médicos, tinha apenas sonhos e absoluto desconhecimento da realidade do mercado. Havia na universidade um projeto de formação de médicos generalistas que se confrontava com a realidade do mercado de trabalho, que privilegiava as especialidades. Ainda havia espaço para utopias pessoais e políticas e um vago sonho de ser um neurocirurgião.

Após quatro anos de formação teórica, vivenciei durante o internato as quatro grandes áreas da Medicina (Pediatria, Clínica Médica, Cirurgia e Ginecologia e Obstetrícia). Em função de um estágio mais bem estruturado, me inclinei a optar por Pediatria, fazendo inclusive os meus estágios opcionais. No entanto, aos poucos percebi que gostava mais de uma área clínica de adultos e, entre as especialidades clínicas, a que mais me agradava era a de doenças infecciosas e parasitárias e acabei por me decidir por essa área.

Apesar de ter optado por uma especialidade, nunca deixei de ter interesse em outras áreas clínicas correlatas, principalmente na área de emergências. Por uma coincidência, uma doença mudou não só a especialidade, mas toda a clínica médica: a síndrome da imunodeficiência adquirida. Cresceu a importância do infectologista na Clínica Médica, tanto no trato dos imunossuprimidos como no controle das infecções hospitalares. Isso, paradoxalmente, me afastou da especialidade e me aproximou da Clínica Médica. Para tal, tive a influência de um professor que tinha a Infectologia como especialidade, mas tinha uma grande facilidade no contato com as diversas especialidades (Prof. Rudolf Uri Hutzler).

Após um ano e meio de residência, me casei e passei a ter compromissos financeiros para a manutenção de uma casa. Após concursos públicos, passei a ter plantões em um pronto-socorro da Prefeitura de São Paulo, em pronto-socorro privado e no Hospital das Clínicas da FMUSP. Passei a ter particular interesse em emergências clínicas. Tal perfil de atuação acabou por abrir oportunidade em uma nova unidade de terapia intensiva do pronto-socorro do Hospital das Clínicas, após ter sido preceptor da Clínica de Doenças Infecciosas e Parasitárias.

Durante todo o processo de escolha da especialidade, a remuneração sempre desempenhou um papel secundário como fator decisório. Não que eu tivesse muitas condições econômicas prévias, mas porque considerava que a remuneração seria um processo natural da qualificação que eu me propunha a fazer. Creio que hoje a minha visão seria mais prática tendo um papel maior na escolha da especialidade. No entanto, creio também que a satisfação pessoal na área escolhida é fator preponderante para o sucesso profissional e, consequentemente, na remuneração. Outro ponto que julgo importante na escolha da especialidade são as condições de trabalho oferecidas pelo mercado. Não são poucas as frustrações de muitos médicos que gostam do que fazem, podem inclusive ser razoavelmente remunerados, mas que exercem com condições de trabalho precárias.

Essa trajetória, com idas e vindas, acabou por ser benéfica, a meu ver. Considero a Clínica Médica uma especialidade que tem a difícil missão de tratar um paciente como um todo, sem que seja superficial. Sendo assim, a formação de um clínico geral é longa e trabalhosa, passando por períodos de aprofundamento em algumas áreas, sem que o sentido de uma visão geral seja perdida. Não consigo ver um médico sem residência em áreas clínicas exercer a função de um clínico de maneira eficaz. Assim como um bom cardiologista deve ter experiência em Clínica Médica, para depois praticar com desenvoltura a sua especialidade, o clínico deve ter segurança no tratamento de seus pacientes e saber quando e para quem encaminhá-los em caso de necessidade.

Não concebo um clínico geral como um mero triador para as diversas especialidades médicas. Sendo assim, até mais do que as especialidades clínicas, o clínico geral tem de ter experiência clínica, muito estudo e um relacionamento com as diversas especialidades para que o paciente possa ser corretamente encaminhado, quando necessário. Tais atributos passam a ser importantes na relação de confiança entre o clínico e o paciente.

O cotidiano da especialidade

A atividade de um clínico geral é pautada por um início difícil. Comigo não foi diferente. Cheguei a ter três plantões noturnos semanais durante três anos seguidos. Nesses plantões, além da emergência que me agradava, tinha um papel de triador para as especialidades que me desgastava por uma rotina repetitiva e cansativa. Em função disso, passei a dar plantões na unidade de toxicologia do Hospital Municipal do Jabaquara, na época referência para o tratamento das intoxicações agudas. Com isso, passei a ter experiência em uma área com a qual não tive contato no meu curso de graduação. Comecei a ser chamado para palestras sobre o assunto, o que me obrigava a um aprofundamento do conhecimento específico. Nessa época, reduzi o número de plantões e posteriormente fui convidado a assumir a chefia do grupo de controle de infecção hospitalar do Hospital Municipal Menino Jesus. Com isso passei a me dedicar a uma área afeita à infectologia: o controle da infecção hospitalar.

Em seguida, fui convidado a participar do Grupo de Controle de Infecção Hospitalar do Hospital das Clínicas da FMUSP, que me rendeu um grande contato com todas as enfermarias do hospital, na busca de uma redução das infecções hospitalares através da padronização de procedimentos, do controle do uso de antimicrobianos etc. Foi nessa época que outro convite, para participar do consultório do Prof. Dr. Vicente Amato Neto, Prof. Dr. Marcos Boulos e Prof. Dr. David Uip, modificou a trajetória de minha vida profissional. Passei a ter contato com pacientes internados pelo grupo e a ter pacientes em consultório privado. Se por um lado não tinha mais plantões noturnos, passei a ter 24 horas de disponibilidade.

Iniciei meu consultório privado e percebi que gostava muito da atividade ambulatorial de um clínico. Passei a ter uma boa interface com diversas especialidades, agora sob uma nova perspectiva: o acompanhamento do paciente a longo prazo.

Não tenho plantões há vinte anos, mas acho que hoje trabalho mais do que quando ainda os tinha. Sou médico de uma companhia aérea estrangeira, o que me fez ter bastante contato com pacientes de diferentes culturas e hábitos e me obrigou a aperfeiçoar meus conhecimentos de línguas. Creio que isso foi fundamental para abrir as portas de algumas oportunidades profissionais.

De uma forma geral, tenho mais experiências gratificantes do que frustrações. O clínico tem a oportunidade de ser uma referência médica de uma família e quando ganha a confiança do paciente passa a ter uma grande responsabilidade. Você precisa saber quando e para quem encaminhar um paciente. Um ato aparentemente insignificante passa a ter um significado muito grande. É evidente que, vez por outra, não se consegue obter sucesso em todas as oportunidades que se apresentam. Principalmente porque me julgo muito exigente comigo mesmo. Creio que o sucesso de um consultório privado se consegue através de determinação e organização, o que acaba sacrificando, muitas vezes, os interesses pessoais. Por isso, acho que o grau de estresse é grande e tento controlá-lo estabelecendo limites (não sou muito bom nisso) e praticando atividades paralelas (culturais, esportivas etc.).

O RELACIONAMENTO FAMILIAR

A profissão de médico, em particular quando se trata de especialidades gerais como clínico, pediatra, cirurgião ou ginecologista, implica um grande sacrifício em sua vida familiar. Vivo e sempre vivi com a impressão de que minha atividade profissional atrapalha minha vida familiar. Gostaria de ter tido mais tempo para contato com meus filhos e minha mulher. Ainda hoje sou chamado quase todos os fins de semana, o que gera insatisfações pessoais e familiares. Nem sempre as vantagens de ter um pai ou marido médico são lembradas quando isso implica sacrifícios. Para piorar, quando se exerce uma especialidade mais geral, você é sempre o primeiro a ser chamado quando algo na família acontece. Teoricamente seria aconselhável que você não assumisse o papel de médico nessas circunstâncias, mas na prática isso é inevitável.

Em minha opinião, deve-se tomar muito cuidado para que a sua profissão não seja um fardo para a família. Como eu gosto do que faço e considero essa atividade envolvente, frequentemente me vejo em situações em que tenho que optar pelo sacrifício de minhas atividades de lazer, incluindo com a família.

Hoje tenho colocado alguns limites na atividade médica. Corro de manhã, bem cedo, quatro a cinco vezes por semana, e durante essas duas horas me permito não estar disponível. Muitas vezes, sou questionado a respeito de não poder atender uma emergência nesse período e só agora me convenci de que não sou um pronto-socorro e que vez por outra vou perder pacientes, mas é o preço de uma vida pessoal mais equilibrada.

Tenho hoje 50 anos e passei a compreender que a Medicina é uma profissão muito gratificante, mas que você deve ter vida fora dela. Apesar de fazer atividades físicas regulares, não engordar e evitar excessos alimentares, tenho glicemia e colesterol alterados. Preciso, como todos, ter tempo para lazer, para comer melhor, para o convívio familiar e uma vida cultural mais rica. Não me arrependo das opções que fiz, mas acho que a boa prática médica deve preservar também a sua vida pessoal.

Ser patologista

Paulo Hilário Nascimento Saldiva

Este texto foi a primeira oportunidade que tive ao longo de muitos anos de refletir sobre os motivos que me conduziram a ser patologista. Chego à conclusão de que a Patologia me atrai pela sua versatilidade. Explico-me melhor, creio eu, no momento em que passo a definir o perfil das atividades que podem ser associadas à prática da Patologia.

Os patologistas não são uniformes, sendo compostos por diferentes tribos. Talvez o tipo mais conhecido pelos alunos – o patologista docente, com forte perfil acadêmico – seja o mais raro. O patologista acadêmico exerce sua atividade em uma instituição universitária, com fortes atuações em pesquisa e ensino. A Patologia favorece essas ações pela sua posição estratégica no domínio do conhecimento médico. Por exemplo, as autópsias permitem que a doença seja avaliada em suas múltiplas dimensões, que se possam determinar os impactos de um quadro mórbido sobre os diferentes órgãos e sistemas, bem como correlacionar dados clínicos com as alterações celulares e moleculares. Nesse cenário, o patologista acadêmico vê-se continuamente confrontado com os achados clínicos e básicos das doenças humanas, fazendo com que seja, em essência, um grande generalista, familiarizado com as diferentes especialidades médicas. Esse tipo de formação favorece o ensino de Medicina, especialmente na transição da área básica para as especialidades clínicas, como que integrando o conhecimento das áreas básicas visando a sua aplicação na prática médica.

O patologista acadêmico também é favorecido nas suas atividades de pesquisa pelo fato de que os serviços de Patologia recebem, para análises e diagnósticos, fluídos, tecidos normais e doentes, permitindo a aplicação de técnicas modernas de investigação celular e molecular visando à elucidação da patogenia e fisiopatologia das doenças. O posicionamento estratégico dos patologistas nesse campo lhes favorece a atividade de pesquisadores e, ao mesmo tempo, aprimora o diagnóstico clínico. As atividades de pesquisa fazem com que os patologistas desenvolvam e apliquem técnicas sofisticadas de genética, imunodiagnóstico e proteômica, as quais auxiliam a pesquisa e o diagnóstico das doenças. Culturas de células e animais de experimentação (incluindo aqueles geneticamente modificados) também fazem parte do universo de trabalho do patologista acadêmico.

A maior parte dos patologistas exerce as suas atividades predominantes em diagnósticos, uma faceta que os alunos de graduação não conhecem em detalhes. É interessante que a grande participação dos patologistas como professores nos anos pré-internato faz com que sejamos quase "excluídos" da visão que os alunos têm dos médicos com atividade profissional aplicada. Esse fato, em minha opinião, tem contribuído para a baixa procura pela especialidade nos concursos de residência médica. Vou tentar desconstruir esse conceito. Os patologistas diagnósticos têm um enorme papel na atividade profissional aplicada. No passado, os patologistas diagnósticos exerciam as suas atividades fora dos hospitais, em laboratórios específicos. Esse cenário, embora ainda exista em cidades de menor porte ou em locais com poucos patologistas, tende a se modificar. O patologista vem trabalhando cada vez mais em hospitais. Todos os hospitais privados de primeira linha de São Paulo possuem os seus próprios serviços de patologia. Nos dias de hoje, o patologista faz o diagnóstico incorporando informações clínicas, incluindo a história, exames de imagem e dados laboratoriais, o que faz com que sua presença no hospital aumente em muito a qualidade de sua atuação. O planejamento da conduta cirúrgica intraoperatória é, em muitas situações, dependente de exames anatomopatológicos feitos por congelação, o que faz do patologista um dos elementos-chave em centros cirúrgicos de alta qualidade.

Outra modalidade de ação, a patologia intervencionista, também foi responsável pela incorporação do patologista ao corpo clínico dos hospitais. Há uma série de procedimentos de coleta de material para diagnóstico que pode ser executada pelos patologistas, com enormes vantagens. Punções por agulha fina de cabeça e pescoço, mama, tórax, linfonodos, biópsias endoscópicas e colposcópicas são alguns dos exemplos de atividades que têm sido executadas por patologistas, com enormes benefícios ao doente. O patologista intervencionista é um dos profissionais mais cobiçados pelo mercado, pois possui uma alta capacidade resolutiva com baixo custo operacional. Portanto, mais um mito que cai: o patologista não somente desempenha atividade clínica, como também pode desenvolver atividades ambulatoriais que envolvem contato com o paciente.

Gostaria também de destacar uma das tribos mais interessantes da Patologia: a dos patologistas forenses. Aqueles interessados em atividades de investigação criminal encontram na patologia forense a sua área de atuação. Descrever as atividades do patologista forense torna-se até certo ponto desnecessário, dada à pletora de filmes atualmente disponível em nossas telas. Ressalto que se trata de atividade extremamente difícil e que encontra na Patologia a melhor porta de entrada.

Volto ao passado para refletir os motivos da minha escolha pela Patologia. Acho que eles foram apresentados anteriormente, quando descrevo a enorme versatilidade da especialidade. Poucas especialidades médicas permitem um horizonte de atuação mais flexível. Pesquisa, ensino e atuação clínica são atividades que pertencem ao domínio da Patologia. O patologista pode optar pela especialização acentuada ou se permitir ser grande generalista. Pode-se estudar de tudo na Patologia, indo da molécula ao paciente. Aos alunos que escrevo, esclareço que a Patologia não é fácil, demandando um estudo constante. No entanto, é uma especialidade que apresenta uma grande carência de profissionais em nosso país, fazendo com que o mercado esteja aberto a novos ingressantes. Embora reconheça que salário e emprego são importantes, volto aos meus tempos de escolha profissional. A Patologia permite que tenhamos, ao longo de toda a nossa vida, desafios intelectuais estimulantes, que estão embutidos em suas diferentes áreas de atuação. Essa foi uma escolha que me permitiu ter o melhor dos salários, que é o prazer de contribuir para o tratamento de pacientes, pesquisar temas da minha escolha e, principalmente, ensinar Medicina.

Oftalmologista, mãe, esposa, professora, universitária e dona de casa

Rosana Nogueira Pires da Cunha

Ao escolher o título deste texto, logo surgiu uma dúvida: qual seria a ordem de cada uma dessas ocupações em relação ao que seria mais representativo em minha vida? Tentei organizar, mas foi impossível: logo percebi que a importância de cada uma delas é totalmente dependente do tempo, de cada fase da vida ou mesmo de cada momento! Quando estou no centro cirúrgico, por exemplo, a dedicação é máxima ao paciente e sou oftalmologista em primeiro lugar. Nem ouço qualquer telefone tocar. Porém, já no consultório, tenho uma linha telefônica direta para minhas filhas, e elas sabem que podem me interromper mesmo durante as consultas, se o motivo for importante. Passo a ser mais mãe que oftalmologista e explico isso aos pacientes, que, na maioria, compreendem e se identificam com uma médica-mãe. E assim já deixo transparecer que, como mulher, é muito difícil vivenciar a carreira médica em sua plenitude com exclusividade, apesar da apaixonante especialidade que exerço.

A escolha da especialidade

A escolha da Oftalmologia como a especialidade que eu exerceria em minha carreira médica não envolveu análises de mercado de trabalho, de remuneração ou de experiências pessoais anteriores. Apesar de me lembrar de algumas passagens de minha infância e adolescência marcadas por certa deficiência visual tanto de minha mãe como de meu avô materno, ambos portadores de glaucoma em fase avançada, esses fatos não influenciaram minha escolha pela carreira médica ou pela especialidade. De fato, decidi pelo curso de Medicina com a determinação de ser Pediatra, desde menina. Com saudade me vem à lembrança um de meus programas preferidos quando eu tinha 7 ou 8 anos de idade. De mãos dadas com minha avó paterna, esperávamos pacientemente, na calçada da Avenida Santo Amaro, os ônibus se aproximarem. Quando eu conseguia unir as sílabas no letreiro que formavam "Cidade Ademar", meu coração batia mais forte. No trajeto, que frequentemente costumava demorar "muito tempo" para o meu ansioso desejo de chegar, íamos combinando a programação do dia que passaríamos no "Lar da Bênção Divina". Essa instituição, fruto da união de algumas caridosas senhoras paulistanas visando ajudar a população carente daquela região, abrigava crianças em suas instalações, permitindo que suas mães trabalhassem fora, oferecendo-lhes alimentação, vestimentas e educação religiosa. A minha função era ajudar a servir a sopa do almoço.

Após alguns anos frequentando o Lar, quando eu cursava o ginásio, fui incumbida de distribuir medicamentos, fazer curativos e dar algumas noções de higiene às crianças. Assim, fui convivendo com a carência nutricional e afetiva daquela comunidade, pensando em como, em minha posição privilegiada, poderia ser mais útil. E nasceu um desejo de trabalhar no campo da saúde, que foi sendo alimentado pela minha curiosidade em ler tudo referente à área de Ciências Biológicas. Mais tarde, ainda adolescente, quando minha mãe adoeceu, passei muitos meses transitando em hospitais e me sentindo cada vez mais familiarizada com o meio médico: obtinha o consolo de que precisava, ao mesmo tempo que compreendia que fazia parte de minha personalidade tomar atitudes perante uma doença, sem lamentá-la. Decidi com convicção que seria Pediatra.

No primeiro ano da faculdade, conheci Marcelo, meu marido. Ele também era estudante de Medicina e, como eu, entrou na faculdade já decidido pela especialidade que seguiria. Sendo neto, filho e sobrinho de oftalmologistas, cresceu ouvindo as palavras retina, estrabismo, catarata. Sua opção pela especialidade já estava em seu código genético! Quando comecei a conviver com sua família, acadêmica do segundo ano, achava o "mundo da visão" muito distante, como se não fizesse parte da Medicina que eu vivenciava na faculdade. Na época, me fascinava interpretar um eletrocardiograma, reconhecer parasitas ao microscópio e desvendar o cariótipo no laboratório de genética. No terceiro ano de Medicina, com o namoro ficando mais sério, já me sentia familiarizada com cones e bastonetes. Fui convidada, pelo meu futuro sogro, a acompanhá-lo em seu dia cirúrgico, quando poderia assistir a algumas cirurgias de estrabismo, que ele realizaria em crianças. Minha única vivência hospitalar era o Centro Obstétrico do Hospital das Clínicas da Faculdade de Medicina da USP, onde, algumas vezes, nas horas vagas, eu e uma amiga nos paramentávamos de auxiliares de enfermagem e entrávamos na sala de recuperação para ver os recém-nascidos. Naquele meu primeiro dia em um centro cirúrgico real, o ambiente logo me fascinou. O anestesista me explicou os procedimentos usuais, que, graças aos conhecimentos básicos de fisiologia, eu conseguia entender e admirar. Assim que o primeiro paciente, um bebê, foi anestesiado, seguiram-se os procedimentos de assepsia e montagem da mesa cirúrgica. Tudo corria muito bem, até o primeiro passo da cirurgia de estrabismo: a colocação do blefarostato, um aparelho que mantém os olhos abertos, expondo o globo ocular de forma adequada para o cirurgião trabalhar. A partir desse momento, não me lembro de mais nada: desmaiei! Esse foi meu primeiro contato, na prática, com a Oftalmologia. Ironias da vida, pois hoje meu grande prazer e especialidade é justamente a cirurgia oftalmológica infantil.

Após esse episódio desastroso no centro cirúrgico, fiquei mais convicta a favor da Pediatria, uma especialidade eminentemente clínica. Cheguei a pensar em Neurologia Infantil, comecei a frequentar o ambulatório nas horas vagas, mas após uns meses me dei conta de que faria diagnósticos muito interessantes, incríveis, mas na maioria das vezes sem tratamento curativo ou definitivo.

Precisava buscar uma especialidade que combinasse mais com minha personalidade, um tanto pragmática. Seria bem mais compensadora uma carreira em que eu pudesse obter resultados mais imediatos, através de tomadas de decisões e de tratamentos precisos. Comecei a analisar o efeito de uma consulta com o oftalmologista. O paciente, ao perceber em instantes o efeito que um simples par de lentes poderia exercer em sua vida, me daria muita satisfação. Enquanto auscultava o coração dos pacientes, durante as aulas de propedêutica clínica, também me interessava pela visão, acrescentando sempre ao interrogatório da anamnese se possuíam algum problema ocular. Frequentemente passei a imaginar como seria um mundo sem foco, sem luz.

A Oftalmologia sem dúvida se encaixava muito em como eu queria atuar após a formatura, e o mundo da visão entrava em mim como uma verdadeira "osmose" aos fins de semana, ouvindo as conversas calorosas de meu sogro, Dr. Rubem, com seu pai, Dr. Moacir Cunha. Eram comuns os relatos de cirurgias em pacientes que estavam cegos, e que, no dia seguinte, ao retirar o curativo do olho, seguravam-lhes a mão já muito agradecidos. Dr. Moacir já não exercia mais a profissão, mas adorava citar frases como: "O médico nem sempre cura, mas sempre conforta" ou, para seu neto: "Estude muito, pois nossos mortos falam", referindo-se aos que ficaram cegos após algum tratamento sem o resultado esperado.

Entretanto, no sexto ano da faculdade, ainda não havia me convencido pela Oftalmologia, pois esta não satisfaria meu desejo de cuidar de crianças, o que me deixava em dúvida quanto a essa escolha. Por sorte, era engano meu. Dr. Rubem sugeriu que eu fizesse um curso de especialização em Oftalmologia Pediátrica após a residência médica em Oftalmologia, nos Estados Unidos. Ele me convenceu, de modo sensato, de que eu poderia ter uma vida menos estressante do que a dos pediatras e ainda assim exercer uma especialidade infantil.

Hoje em dia, lembrando dessa fase jovem, quando somos tão sonhadores, reflito como fui feliz em ter tomado essa decisão. Ao concluir a residência em Oftalmologia, que era a mesma especialidade de meu marido, pudemos ir juntos estudar no exterior, cada um se especializando em uma área. Eu tive a oportunidade de concretizar a ideia de unir Oftalmologia e Pediatria na Filadélfia, no Wills Eye Hospital, e viria a preencher uma lacuna que havia no mercado de trabalho em minha cidade e região.

Vivendo o estilo de vida norte-americano, eu e meu marido aprendíamos outra face da especialidade, novas técnicas cirúrgicas, sonhando sempre com nossa volta, quando poderíamos empregar os ensinamentos na própria clínica de sua família e em um serviço universitário.

Após um ano no exterior, logo que voltei, comecei a frequentar o Departamento de Oftalmologia da Escola Paulista de Medicina, onde fui estagiária por um ano no setor de Motilidade Ocular. Desde então, prossegui como voluntária desse setor, estagiando em outros ambulatórios como Vias Lacrimais, Lentes de Contato, Genética Ocular e Retinopatia da Prematuridade. Fui chefe do setor de Motilidade Ocular, fiz mestrado com duas filhas bebês e doutorado com elas em idade pré-escolar. Não tenho dúvidas de que o serviço universitário, apesar de consumir meu tempo de lazer, de convívio familiar, ou mesmo me fazendo deixar de atender alguns períodos no consultório, sempre impulsionou minha carreira. E isso ocorreu tanto no aspecto científico, em que somos impelidos a estudar e assim estar sempre atualizados, quanto, principalmente, no aspecto social, em que temos condições de atenuar a enorme carência de saúde da população e ao mesmo tempo de poder devolver um pouco do que recebemos estudando em uma faculdade do governo.

Fui sócia-fundadora e presidenta da Sociedade Brasileira de Oftalmologia Pediátrica (SBOP) e da Sociedade de Oftalmologia Pediátrica Latino-Americana (SOPLA), ambas sociedades com o mesmo objetivo: levar o conhecimento dessa subespecialidade a quem não poderia frequentar centros de especialização no exterior, pois até há poucos anos ela não havia no Brasil. Esse é outro desafio: manter a excelência do ensino, em que a remuneração é uma compensação, um prazer de ensinar jovens que são tão sonhadores quanto eu fui no início de minha carreira.Tomara que eles tenham a mesma intuição, sorte e oportunidades que eu tive e que ainda tenho!

Atualmente, a minha rotina é mais tranquila no consultório, pois já não atendo no pronto atendimento de nenhum hospital. Entretanto, antes da lei que obriga o uso do cinto de segurança, era chamada com frequência nas madrugadas para atendimento de ferimentos cortantes na face, envolvendo a região ocular. Hoje em dia ainda atendo, fora do horário do consultório ou no final de semana, alguns casos de lesões oculares provocadas por uso inadequado de lentes de contato, conjuntivites, ferimentos corto-contusos, corpos estranhos etc. Esse trabalho não afeta o convívio familiar, pois estamos organizados em uma equipe médica para os atendimentos de urgência.

Em relação aos aspectos familiares, acho que a influência que eu e meu marido pudemos exercer em nossas duas filhas foi muito positiva, pois, apesar da dedicação pela carreira, com inevitáveis horas longe do convívio familiar, elas também acabaram se apaixonando pelo mundo dos estudos e das profissões, sendo que ambas escolheram a profissão médica.

Endocrinologia – uma visão

Paola Ruoppolo

A meu ver, a Endocrinologia é a mais clínica das especialidades depois da Clínica Médica. Lidar com patologias que envolvem a dinâmica do corpo todo – eis o que mais me atraiu para essa área. Minha escolha por essa especialidade ocorreu nos últimos anos da graduação, ao me encantar pelos mecanismos de *feedback* hormonais que envolvem o funcionamento das diversas glândulas do nosso organismo e suas várias patologias, geralmente ricas em sintomas e/ou sinais físicos e, muitas vezes, psíquicos. Não houve influência de parentes quanto a minha escolha, pois sou a única médica em meu núcleo familiar mais próximo. Na época em que me preparava para o vestibular, meu pai manifestou sua preocupação por eu estar escolhendo uma profissão que exigia muito sacrifício, o que poderia, no futuro, prejudicar minha dedicação à família, mas, tomada a decisão, recebi dele e de minha mãe total apoio; hoje sinto que se orgulham de mim. Alguns colegas de turma sofreram essa influência de familiares, e acho que isso ocorre porque, apesar de todas as dificuldades para exercer a Medicina no Brasil, esta é uma profissão apaixonante e ainda bastante respeitada, e os médicos acabam transmitindo essas impressões a seus filhos, ainda que involuntariamente. É claro que deve haver casos em que o pai (ou a mãe) médico desencoraje os filhos a cursar Medicina, principalmente pela redução crescente do mercado de trabalho, notadamente nas grandes cidades, e pelas dificuldades cada vez maiores em se obter uma remuneração justa e compatível com a dedicação e responsabilidade enormes exigidas por essa profissão. No meu caso, confesso que não tive essa preocupação de ordem prática ao fazer minha escolha pela Medicina ou mesmo pela Endocrinologia, minhas motivações àquela época foram outras. De todo modo, acho bom ter optado pela Endocrinologia apenas ao final da graduação, pois isso fez com que eu me dedicasse ao curso de forma mais integral e não tendenciosa, sem negligenciar as outras áreas – hoje, em minha prática diária, posso perceber a importância de uma formação completa.

Outro aspecto importante em minha escolha pela Endocrinologia foi a jornada de trabalho, pois, nesse sentido, essa especialidade, por ser essencialmente ambulatorial, se coaduna com minha personalidade e com o estilo de vida que planejei para mim. Sou metódica, gosto de ter controle sobre meus horários e de seguir uma rotina predeterminada. Não lido muito bem com imprevistos que me obriguem a reformular minha agenda continuamente ao longo do dia. Durante a graduação, cheguei a cogitar na escolha da Cardiologia, mas desisti justamente pelo fato de esta especialidade apresentar um número muito grande de urgências e de emergências, o que tornaria meus dias de trabalho (e também os de folga!) totalmente imprevisíveis.

Atualmente, o tempo para cursar a especialização em Endocrinologia na residência médica é quatro anos: dois de residência em clínica geral e dois na clínica de Endocrinologia do Hospital das Clínicas da FMUSP. Ambas incluem atividades ambulatoriais e de enfermaria, além de plantões em pronto-socorro e UTIs clínicas. Na clínica de Endocrinologia, os residentes, que atualmente são dezesseis (oito no primeiro ano e oito no segundo ano), revezam-se nos diferentes grupos: Diabetes, Adrenal, Neuroendocrinologia, Metabolismo Ósseo, Tireoide, Obesidade e Desenvolvimento. Os residentes do segundo ano (R2) também realizam avaliações endócrinas solicitadas por outras clínicas do HC (interconsultas).

Analisando retrospectivamente, acredito que a residência em Endocrinologia evoluiu muito em qualidade e em organização e hoje, às vezes, tenho oportunidade de assistir a reuniões internas da clínica, para discussão de casos, chamadas de "intramuros", com elevado valor técnico e científico, e das quais participam frequentemente colegas docentes de outras clínicas do HC. A remuneração dos residentes, como na minha época (1984-1986), continua aquém das necessidades desses médicos, a maioria já ansiosa para sentir-se independente dos pais, e alguns até já pensando em constituir família.

Médicos que cursaram a residência médica em outro local também podem fazer a especialização em Endocrinologia no HC como estagiários, frequentando o curso de Complementação Especializada na clínica de Endocrinologia, que é pago e tem a duração de um ano. O título de especialista em Endocrinologia é obtido por residentes e estagiários por meio de uma prova eliminatória. A elaboração da prova e a concessão do título ficam a cargo da Sociedade Brasileira de Endocrinologia e Metabologia (SBEM).

Terminada a residência, acho que a maioria dos colegas se sente órfão: após tantos anos estudando em período integral, e depois trabalhando em longas jornadas como residentes, é chegada a hora de tomar seu próprio rumo, de trabalhar sem poder contar mais com o respaldo dos médicos docentes e de toda infraestrutura desse gigante que é o HC. Tenho verdadeiro fascínio por esse hospital e pela FMUSP, e até hoje me emociono quando percorro os corredores do Centro Acadêmico (CAOC). Acredito que esse seja um momento muito difícil para todos os egressos de uma escola médica, e essa indefinição – e o receio de "cortar o cordão umbilical" – faz que vários colegas iniciem, às vezes prematuramente, uma pós-graduação logo depois de terminarem a residência.

Até hoje não me interessei em fazer pós-graduação, pois não possuo o espírito científico que considero essencial para desenvolver um projeto sério. Vejo a pós-graduação como uma etapa para entrar na vida acadêmica, acho que o pós-graduando deve ser um cientista e, ao mesmo tempo, ter prazer em lecionar e participar da formação de futuros médicos. A Dra. Berenice B. de Mendonça, atual médica titular da Endocrinologia do HC, representa para mim, desde a época da residência, um exemplo a ser seguido, não só por ser uma pesquisadora brilhante, como por ser, também, uma profissional dedicada e extremamente humana com seus pacientes. Demorei algum tempo para perceber que eu jamais poderia ser como ela, talvez eu até tivesse competência para tal, mas na verdade compreendi que, por ser tão metódica e perfeccionista, teria de abrir mão de muitos projetos pessoais para alcançar o patamar a que ela chegou. Quando consegui enxergar minhas verdadeiras aspirações e limitações, deixei de sofrer com a minha escolha de dedicar-me apenas ao consultório.

Atualmente, na Endocrinologia do HC, grande parte das teses de doutorado compreende temas básicos, ou seja, de biologia molecular – portanto sua execução se dá, essencialmente, dentro do laboratório. Isso se deve, em parte, à constatação, cada vez maior, do papel da genética nas mais diversas patologias e, também, à disponibilidade crescente de recursos laboratoriais mais sofisticados. Nesse sentido, a realização de estágios no exterior frequentemente contribui para o aprendizado de novas técnicas, que, posteriormente, são trazidas e incorporadas aos nossos hospitais-escola. Graças a esses cientistas, a Medicina tem avançado tanto e tão rapidamente. Infelizmente, a remuneração desses profissionais, aqui no Brasil, está muito aquém do merecido, e é na atividade assistencialista que a maioria obtém o seu sustento.

É grande o número de médicos que começa a trabalhar como clínico geral ainda durante a residência. No primeiro ano de residência prestei concurso para trabalhar na rede pública municipal – setor de pronto-socorro. Embora tenha já relatado a minha dificuldade em lidar com imprevistos na rotina diária, devo dizer que gosto muito de atender emergências em um ambiente adequado para tal e num período determinado de tempo. Assim eram os plantões de doze horas em que trabalhei, duas vezes por semana, por mais de quinze anos, inicialmente na periferia de São Paulo (São Miguel Paulista) e depois no Hospital Municipal do Jabaquara. Pode parecer um paradoxo, mas gosto da agitação da sala de emergências, da possibilidade de salvar uma vida ou de aliviar uma dor aguda em poucos minutos, da sensação de correr contra o tempo, trabalhando em equipe e usando tudo o que se aprendeu durante anos, para conseguir ajudar alguém. Porém, com o passar do tempo e com o crescimento da minha atividade no consultório, tornou-se estafante manter essa rotina de plantões (principalmente os noturnos!), e acabei optando por dedicar-me apenas à Endocrinologia.

Iniciei minha atividade em consultório, já como endocrinologista, após o término da residência. Paralelamente, passei a trabalhar como médica-colaboradora na Clínica de Endocrinologia do HC, uma atividade não remunerada que exerci durante dois anos. O primeiro deles no grupo de Gônadas e Estados Intersexuais (que hoje corresponde ao grupo de Desenvolvimento), e o segundo ano no grupo de Neuroendocrinologia do Instituto de Neuropsiquiatria. Esses estágios foram muito importantes para que eu aprofundasse meus conhecimentos nessas áreas da Endocrinologia e me desligasse do HC paulatinamente.

Meu primeiro consultório foi em uma sala que aluguei na clínica de outro colega endocrinologista. Na verdade, eu ocupava a sala dele uma tarde por semana e, como pagamento, cedia uma porcentagem do valor das consultas que fazia. Foi a melhor forma de começar, pois, se eu não tivesse pacientes, também não teria despesas, uma vez que não pagava aluguel fixo. Foi por intermédio desse mesmo querido colega que consegui os primeiros credenciamentos junto a convênios médicos e outros foram obtidos depois de muita peregrinação – currículo debaixo do braço e, frequentemente, recebendo negativas em virtude da falta de experiência – mas o importante era começar a atender, mesmo que não houvesse lucro no início. Em poucos meses, vi crescer o número de pacientes e, então, resolvi alugar uma sala em uma clínica na qual trabalhavam outros profissionais da área da saúde. Depois de aproximadamente um ano, meus pais me presentearam com um conjunto comercial. Nessa época já ganhava o suficiente para contratar uma secretária, personagem importantíssimo para o funcionamento adequado de uma clínica, pois é ela quem absorve as impaciências e os humores do médico e do paciente, organiza a agenda diária e ordena os recados de acordo com sua relevância.

Acredito que a maioria dos colegas, ainda hoje, inicia o trabalho em consultório atendendo convênios. Na verdade, está cada vez mais difícil formar uma clientela particular, por causa da concorrência cada vez maior entre os médicos e da própria situação econômica do país, que tirou da classe média uma série de privilégios. Existem muitos convênios que disponibilizam ótimos hospitais e laboratórios a seus usuários, mas os honorários médicos geralmente são ínfimos, com raríssimas exceções e os pacientes geralmente não têm conhecimento disso, acreditam que os reajustes frequentes das mensalidades incluem o pagamento recebido pelos médicos. A realidade é bem outra: passam-se anos sem que tais honorários sejam reajustados, apesar do empenho constante das associações médicas (como o Sindicato, a Associação Paulista de Medicina etc.) em tentar mudar essa situação.

Diante desse quadro, muitos colegas acabam agendando um grande número de consultas para conseguir um ganho mensal digno e, com isso, reduzem o tempo dedicado a cada uma, resultando em piora da qualidade do atendimento e da relação médico-paciente. Acho impossível realizar uma boa anamnese em dez ou quinze minutos de consulta e é por isso que alguns colegas nem sequer examinam os pacientes que, muitas vezes, habituam-se a isso e chegam a estranhar quando lhes peço para se despirem para o exame físico! Termina por se formar um círculo vicioso, pois esses mesmos colegas que consultam às pressas acabam solicitando uma profusão de exames, muitas vezes desnecessários. Esse fato gera uma sobrecarga do sistema de saúde, pois quase todos os recursos são destinados às despesas hospitalares e aos gastos com tais exames, em detrimento dos honorários médicos.

Foram necessários muitos anos para eu formar uma clientela particular e, aos poucos, fui me desligando dos convênios. A remuneração advinda dessa clientela apresenta altos e baixos, varia de acordo com a época do ano, principalmente quando se trata da classe média. Assim, períodos de férias escolares ou de retorno às aulas, próximos a feriados, ou oscilações abruptas da economia do país fazem com que as pessoas adiem a consulta médica, pois dão prioridade a outros gastos.

Outra situação que prejudica o atendimento é o fato de alguns pacientes faltarem à consulta por motivos bizarros e, muitas vezes, nem se preocuparem em avisar. Esses detalhes são importantes para uma especialidade como a Endocrinologia, em que a remuneração advém principalmente do consultório, já que são pouco frequentes as internações para investigação diagnóstica ou tratamentos de urgência. É importante ter em mente que o ganho de um clínico é limitado em relação ao de um cirurgião, por exemplo, que pode ganhar, em uma única cirurgia, o equivalente a um mês de trabalho desse clínico! Assim, acho que tem de ser levado em conta, no momento da escolha da especialidade, o nível de ambição de cada um.

Na Endocrinologia, como todos sabem, uma das patologias mais frequentes é a obesidade. Por causa disso, alguns colegas realizam, em seus consultórios, procedimentos estéticos, simultaneamente ao tratamento clínico e esses, sim, garantem rendimentos bastante superiores aos das consultas. Infelizmente, na área de emagrecimento há muito charlatanismo, pois alguns colegas prescrevem a seus pacientes formulações perigosas, em que são combinados diversos medicamentos, visando conseguir rapidamente uma perda de peso intensa e uma clientela cativa. Por outro lado, cada vez mais as pessoas procuram por tratamentos milagrosos, incentivadas pela mídia e pela internet, que oferecem uma gama enorme de produtos para obesidade, sem qualquer comprovação científica sobre seus riscos e benefícios. Ultimamente, a Vigilância Sanitária (Anvisa) e a Sociedade Brasileira de Endocrinologia e Metabologia (SBEM) têm promovido campanhas de conscientização junto aos médicos e à população para evitar tais abusos, o que é uma atitude muito bem-vinda.

Atualmente, muitos pacientes buscam na internet informações sobre suas doenças, procurando, assim, esclarecer dúvidas e conhecer as últimas novidades terapêuticas para determinada patologia. Isto sem dúvida é um avanço, mas penso que essa função deve ser do médico, pois, como aprendemos na faculdade, não existem doenças e sim doentes; isso quer dizer que uma mesma moléstia pode se manifestar de maneira diferente, dependendo do indivíduo. Portanto, ao ler sua descrição num site da internet, o paciente pode, muitas vezes, angustiar-se inutilmente, já que alguns aspectos podem não se aplicar a ele. Cabe ao médico explicar-lhe, com um vocabulário simples e acessível, a real extensão de seu problema e o tratamento mais indicado para o seu caso.

A busca do diagnóstico diferencial exige uma anamnese acurada e daí sobrevém a importância de um aspecto que considero um dos mais deliciosos na consulta: o diálogo com o paciente. A experiência de anos de consultório nos ensina não só a "filtrar" as informações trazidas, mas também a captar, nas entrelinhas, aspectos não verbalizados e, muitas vezes, nem mesmo percebidos pela pessoa que nos procura. Porém, embora a clínica seja soberana, será quase sempre necessária a realização de exames laboratoriais e, às vezes, de imagem, tanto para confirmar o diagnóstico (de acordo com protocolos obtidos por meio de consensos internacionais, periodicamente atualizados) como para quantificar a extensão da patologia em questão. Esse é, a meu ver, um dos aspectos negativos da especialidade, pois ficamos à mercê da qualidade dos laboratórios de análises clínicas ou simplesmente de diferentes métodos utilizados nas dosagens hormonais, o que muitas vezes nos confunde tremendamente. Desse modo, é imperativo analisar os exames laboratoriais sempre à luz dos dados de anamnese e repeti-los em caso de dúvida, antes de optar por uma conduta terapêutica.

As patologias endócrinas são geralmente crônicas, de modo que há muitos pacientes que se tratam comigo há anos, o que permite a formação de um vínculo mais estreito, o que é muito gratificante. É comum fazerem confidências sobre assuntos pessoais, o que acaba contribuindo para a interpretação de alguns sintomas e facilitando diagnósticos, pois o paciente é visto como um todo. Posso dizer que, na maioria dos casos, há um componente psicológico envolvido na doença ou na sua piora. Considero a formação desse vínculo fundamental para o sucesso do tratamento, pois ele contribui para a motivação e adesão do paciente à terapia proposta, principalmente nos dias de hoje em que as pessoas que vivem nos grandes centros frequentemente se sentem solitárias e inseguras. As diferenças culturais também podem representar um obstáculo à formação desse vínculo. Certa vez, atendi um paciente recém-chegado da Turquia, que se recusou, terminantemente, a despir-se para o exame físico, pelo fato de eu ser mulher – o máximo que consegui foi medir sua pressão arterial e examinar-lhe a face e o pescoço.

A figura do médico sempre foi ligada à sabedoria e ao poder de aliviar todo tipo de sofrimento, físico ou psíquico, e os pacientes geralmente se espelham em nós ao buscar auxílio. Por esse motivo, acho importante que o médico tente corresponder a essa expectativa e procure servir como exemplo de estilo de vida saudável. Assim, considero incoerentes alguns comportamentos, como o de um cardiologista fumante ou o de um endocrinologista obeso: a meu ver, dificilmente esses profissionais conseguirão transmitir credibilidade aos seus clientes.

O paciente que nos procura é sempre alguém que fica indefeso ao nos expor seus problemas e sua intimidade, o que nos coloca numa situação de grande poder, mas, ao mesmo tempo, de imensa responsabilidade. Eis o nosso maior desafio: ter, nas mãos, uma vida cuja saúde e bem-estar dependem não só da nossa capacidade profissional, mas também do modo como conseguimos exercer a nossa profissão, adequando o tratamento à personalidade de cada paciente. O médico é, antes de tudo, um ser humano, que sente orgulho, alegria, esperança, mas também angústia, raiva, insegurança. E é preciso, num exercício diário, aprender a lidar com tais sentimentos e a assumir uma postura neutra, para que consiga transmitir força e serenidade aos doentes.

O atendimento em consultório é uma atividade muito solitária, pois não temos com quem dividir a dúvida de um diagnóstico ou de uma conduta. Eventualmente, quando estou insegura em relação a algum caso clínico, acabo adiando uma decisão terapêutica para estudar melhor ou discutir com outro colega da especialidade. Considero a onipotência do médico o maior risco para o paciente.

As urgências em Endocrinologia não são frequentes e geralmente ocorrem com os pacientes diabéticos, ou com aqueles que foram submetidos a alguma cirurgia endócrina. Portanto, não é muito comum que me procurem fora do consultório ou nos finais de semana, mas é importante estar disponível. Assim, não são todos os meus pacientes que têm acesso a meus números de telefones pessoais ou a meu endereço eletrônico, pois, infelizmente, a maioria deles não sabe o que realmente é uma urgência médica e, às vezes, me procuram para esclarecer dúvidas que poderiam muito bem ser resolvidas com um telefonema ao consultório e em horário de expediente. Entendo que podem estar carentes ou inseguros e, às vezes, basta uma palavra do médico para acalmá-los, mas acho importante impor certos limites, sem deixar de acolhê-los.

Várias patologias endócrinas estão associadas a distúrbios de ansiedade ou a transtornos afetivos numa relação de causa e/ou efeito (como hipertiroidismo, hipotiroidismo, obesidade) e, nesses casos, além do tratamento da doença de base, pode ser indicado um acompanhamento psicológico, ou até psiquiátrico. A maioria dos pacientes apresenta resistência a esse tipo de encaminhamento, seja por preconceito, por motivos financeiros, ou por ambos. Em tais casos, acabo ficando angustiada, pois percebo que essas pessoas poderiam se beneficiar muito desse tratamento complementar e, no entanto, sinto-me impotente por não conseguir convencê-las disso.

É gratificante fazer um diagnóstico, assim como observar a melhora progressiva de um paciente a cada nova consulta. Alguns até mudam a postura, passam a se vestir melhor e tornam-se mais vaidosos! Mas existem patologias como diabetes e obesidade, por exemplo, em que o alcance das metas propostas depende em grande parte da colaboração do paciente, de sua disposição em modificar o estilo de vida e de sua participação ativa no tratamento. É frustrante constatar que a maioria não quer ou não consegue fazê-lo, por escassez de tempo, condições financeiras, ajuda da família ou, simplesmente, falta de motivação. Mesmo tendo formado um bom vínculo com o paciente, muitas vezes é difícil motivá-lo. Além disso, a abordagem não poderá ser a mesma para todos. É preciso ter sensibilidade para perceber se determinada pessoa deve ser tratada com mais ou menos rigor: há os que gostam de ser acompanhados de perto, que se sentem mais cuidados quanto mais se exige deles e há os mais independentes e rebeldes, que detestam ser cobrados, alteram as doses dos medicamentos por sua conta e vivem questionando o tratamento... Como é difícil lidar com o ser humano!

Em diversas ocasiões, vi-me envolvida em discussões filosóficas a respeito da validade de impor-se uma série de regras, tomar tantos medicamentos e privar-se de certos prazeres com o intuito de prolongar a vida. Procuro, então, transmitir a minha convicção de que, atualmente, a Medicina não tem como objetivo só a cura, mas, principalmente, a prevenção de doenças, intencionando, assim, melhorar a qualidade de vida e não apenas prolongá-la.

O contato diário com o sofrimento humano tem-me provocado marcas desde o início da residência. Lembro-me de um jovem adolescente de quem cuidei num dos meus primeiros estágios em UTI. Era um politraumatizado por acidente de carro, que chegou em estado gravíssimo e foi melhorando aos poucos. Envolvi-me de tal modo com ele e com seus familiares que não podia tolerar a ideia de que pudesse vir a morrer. Ele sobreviveu, para meu grande alívio, e a angústia que me acompanhou naqueles dias voltaria a surgir muitas e muitas vezes, enquanto cuidava de outros pacientes, mas fui aprendendo a dominá-la e a separar a dor dessas pessoas das minhas vivências particulares, pois, se assim não fosse, não conseguiria exercer a Medicina com tranquilidade, nem transmitir segurança aos doentes.

Não se trata de evitar o contato com o sofrimento, pois nas consultas procuro sempre ouvir muito, deixá-los desabafar, mas, depois de anos de prática, aprendi a não me identificar com esses sentimentos, embora nem sempre seja fácil. O estresse está presente numa sala de emergência, assim como no dia a dia do consultório: a impotência diante da morte, a dúvida do diagnóstico, a falta de adesão de alguns pacientes, os problemas sociais de outros, a enorme responsabilidade, o tempo exíguo para tantas solicitações... Muitas vezes volto para casa exausta, com a sensação de ter sido “sugada”, mesmo que não tenha trabalhado muitas horas. É o cansaço do dever cumprido, ainda que algumas vezes (ou muitas?) eu tenha a sensação de que poderia ter feito melhor.

Hoje me dou conta de como é enriquecedor o convívio com cada paciente, o universo que existe dentro de cada um, seja ele culto ou simplório. Aprendo muito com eles e também recebo afeto das mais diversas formas: alguns trazem presentes, muitos trazem doces, chocolates, enviam flores nas datas festivas. Frequentemente sou convidada a participar de eventos como casamentos, aniversários, bodas e, quando compareço, sou tratada com muita reverência. Porém, é engraçado como alguns deles (geralmente os obesos) ficam constrangidos em comer na minha presença, pois sentem-se observados e julgados! Sempre que posso, procuro sutilmente mostrar que também sou gulosa e gosto de comer bem, e que só consigo manter-me no peso adequado à custa de muita disciplina. Portanto, o meu trabalho também me diverte muito.

Lembro-me de situações hilárias, como a de pacientes que se recusam a saber o próprio peso e pedem para subir na balança de costas. Outros vêm à consulta em jejum, ficam sem almoçar e procuram ir ao banheiro antes de serem chamados à minha sala, tudo isso para que eu os veja mais magros! Em uma ocasião, estava jantando com amigos e, em frente ao restaurante, havia uma danceteria cujo porteiro era nitidamente acromegálico. Durante todo o jantar fiquei imaginando como poderia abordá-lo para tentar explicar-lhe que eu sabia, com certeza, que ele possuía um tumor dentro da cabeça e precisava encaminhá-lo para tratamento, sem, no entanto, assustá-lo ou fazê-lo supor que eu fosse louca. Meus amigos, que não eram médicos, também custaram a crer no que eu dizia, mas como eu estava decidida a ir conversar com o tal sujeito, finalmente um deles resolveu acompanhar-me, muito a contragosto, temendo pela minha integridade física. E foi assim que me aproximei dele e falei com todo o cuidado. Mas, para o meu alívio, ele já estava em tratamento, no HC mesmo, e então rimos juntos daquela situação toda!

A Medicina é uma profissão extremamente absorvente, não só pelo tempo despendido junto aos pacientes, mas também pela necessidade constante de estudo e de atualização. Participo regularmente de congressos e de simpósios e, para tanto, muitas vezes, devo viajar e ausentar-me de casa e do consultório por alguns dias. Também consigo atualizar-me por meio de revistas científicas e da internet, uma ferramenta indispensável nos dias de hoje.

Como endocrinologista, e trabalhando atualmente apenas no consultório, consegui organizar-me de modo a não sacrificar muito o tempo dedicado à vida pessoal. Frequentemente chego tarde em casa, mas conto com a compreensão de meu marido que, apesar de não ser médico, também é extremamente solicitado em seu trabalho. Ambos somos eventualmente surpreendidos por telefonemas ou convocados para reuniões profissionais, à noite ou nos fins de semana. Assim, valorizo imensamente o meu tempo livre, quando aproveito para estar com familiares, sair com amigos, namorar e dedicar-me às minhas formas de lazer prediletas: ler e ir ao cinema. Gosto de estudar, mas, apesar de ter a vida organizada, sinto falta de tempo livre para dedicar-me a outras atividades, como aprender idiomas ou cuidar mais da casa. Também adoro viajar, conhecer outras culturas, fazer passeios ecológicos – acho fundamental sair de férias, se possível duas vezes por ano, mas nem sempre conseguimos. Pratico ginástica, regularmente, duas a três vezes por semana. Não gosto tanto, mas considero a atividade física uma necessidade, cada vez mais com o passar dos anos.

As amizades que cultivo não são todas ligadas à Medicina e isso acaba sendo muito enriquecedor para mim e, de certo modo, um alívio para meu marido, que, como já disse, trabalha em outra área. Digo isso porque nós médicos, quando nos reunimos, frequentemente conversamos sobre nossos pacientes, mas imagino que ocorra o mesmo em outras profissões.

O fato de ser médica torna peculiar a relação com familiares e alguns amigos. Evito cuidar diretamente de parentes ou de amigos muito próximos, pois, na maioria das vezes, o atendimento a essas pessoas acaba sendo realizado em reuniões de família ou em encontros sociais – o que é inadequado e até temerário. É no consultório, diante do paciente e da ficha com o seu histórico, que consigo me concentrar em cada caso e executar o meu trabalho corretamente. Além disso, no caso de patologias crônicas, é mais difícil exercer o papel de censor quando existe uma relação de intimidade com o paciente, em outras palavras, eles geralmente são muito mais rebeldes em aderir às recomendações prescritas, o que pode trazer prejuízo ao tratamento e até abalar as relações afetivas. Assim, prefiro encaminhar meus entes queridos a colegas de minha confiança, mas nem sempre consigo o meu intento, tanto é que meu pai é meu paciente até hoje. Mesmo em minha casa, não consigo deixar de supervisionar a saúde de meu marido e cuidar de sua dieta. No entanto, gosto de ser solicitada quando há uma emergência, na verdade sinto muito orgulho em ser a "médica da família" e faço questão de acompanhar de perto as doenças de meus familiares e os tratamentos a que são submetidos.

A Endocrinologia é uma especialidade vasta, mas não é vista assim pelo público leigo: muitos pensam que cuidamos apenas de obesidade ou, no máximo, de diabetes e de doenças tireoidianas. Essas doenças, bastante frequentes, são, às vezes, subtratadas por colegas de outras especialidades. Gostaria que a nossa área fosse mais reconhecida e me anima o empenho que a Sociedade Brasileira de Endocrinologia tem demonstrado em promover campanhas nacionais de valorização do endocrinologista.

Finalmente, quero referir-me ao aspecto que mais me incomoda atualmente na Medicina: a ética, ou melhor, a falta dela. Compreendo que as dificuldades são crescentes em nossa profissão, quanto ao mercado de trabalho e à remuneração, mas creio que nada disso justifica certas atitudes que tenho presenciado em minha rotina diária: colegas que desrespeitam a prescrição médica de outros, que desviam pacientes para suas próprias clínicas, que são capazes de enganar os doentes com a promessa de tratamentos milagrosos, que obtêm lucros junto a farmácias, ou com a venda, no próprio consultório, de medicamentos e de produtos ligados à estética. Essas são atitudes que, a meu ver, banalizam a atividade do médico e denigrem a sua figura perante a sociedade.

É lamentável constatar que, às vezes, os pacientes também faltam com a ética ao rasurar ou falsificar receitas médicas, ao atender o celular inúmeras vezes durante a consulta, ao dificultar o pagamento dos honorários. Porém, não é só na Medicina que a ética está em crise: basta ler os jornais para perceber que é um problema dos dias atuais, e que o seu ensino está deficitário não só nas escolas, mas também em muitas famílias, que falham na educação de seus jovens. Acho que esse é o meu maior desencanto na profissão: a sensação de que todos os dias devo lutar contra situações que tentam me desviar do caminho que escolhi para trilhar e do compromisso que assumi comigo mesma diante da Medicina.

Agora, para encerrar mesmo, quero agradecer ao Dr. Millan, colega e amigo que admiro e respeito, pelo convite honroso para fazer parte deste livro. Ao escrever este texto, realizei um exercício de autorreflexão, em alguns momentos me diverti e em outros me emocionei. Espero que meu relato consiga transmitir aos futuros médicos uma ideia do que é ser endocrinologista e, sobretudo, como é maravilhosa a experiência de exercer a Medicina.

Neurocirurgia

Eduardo de Arnaldo Silva Vellutini

O desafio do desconhecido, a possibilidade de novas descobertas em uma área ainda carente de soluções, a nova tecnologia e a possibilidade de atuar em um dos órgãos mais nobres do corpo humano tornam a Neurocirurgia um grande atrativo para o estudante recém-ingresso na faculdade de Medicina.

Eu percorri um caminho um pouco diferente. Sendo meu pai neurocirurgião, desde criança convivi com esta especialidade em todos os seus aspectos. Entre momentos de euforia e desilusões por resultados alcançados, contato com pacientes e familiares e relatos curiosos, a neurocirurgia era para mim a síntese da atividade médica. Ao ingressar na faculdade de Medicina, meu objetivo foi ampliar o espectro de possibilidades dentro da carreira, participando das mais diversas atividades em diferentes especialidades. Como acadêmico, participei de atividades extracurriculares na área de Gastroenterologia clínica, Gastrocirurgia, UTI e, obviamente, da Atlética. A opção pela Neurocirurgia veio somente no sexto ano, como vertente final de uma escolha sequencial por uma carreira cirúrgica, de alta complexidade, microcirúrgica de preferência, e para a qual o fato de ser canhoto não fosse um obstáculo. Somente oftalmo, otorrino e neurocirurgia preencheriam esses requisitos. Fiquei com a última.

Logo no exame de residência, o primeiro contato com as dificuldades da especialidade: seu pai está disposto a te sustentar por mais quatro anos? A residência de Neurocirurgia não permite (ou não permitia), do ponto de vista teórico ou principalmente prático, devido à carga horária, qualquer atividade extra. São atualmente cinco longos anos de dedicação quase que exclusiva, com expectativa de retorno financeiro a prazo muito longo. Foi o motivo de abandono da residência por vários colegas com quem tive contato ao longo desses anos.

Ao final, com cerca de 28-29 anos ou mais (caso tenha feito alguma subespecialidade no Brasil ou pós-residência no exterior), você entra (ou tenta) entrar no mercado de trabalho. Não no plantão da prefeitura na periferia, com risco de assaltos e de agressões, mas em um local onde possa exercer uma Medicina com nível compatível com aquilo que foi ensinado no período de formação. Se as dificuldades eram grandes, hoje são enormes.

Há vinte anos, ao término da residência, mesmo nos melhores centros, havia ainda várias lacunas a serem preenchidas na formação neurocirúrgica. Isso era corrigido pelo trabalho junto a profissionais mais experientes. Sua formação se completava após dez anos de vida profissional. Enquanto amigos que optaram por outras carreiras tinham estabilidade financeira com qualidade de vida adequada aos 35 anos, a perspectiva da nossa especialidade é de pelo menos dez anos além.

O início é sempre difícil e, apesar do suporte familiar, todas as oportunidades eram aceitas, mesmo que temporariamente, até você perceber que está com todos os dias da semana e todos os fins de semana ocupados para manter alguns espaços abertos. Com o crescimento profissional, você acaba tornando-se mais eletivo e aos poucos vai dirigindo seu caminho na especialidade de acordo com o seu objetivo de vida (que muda com o passar dos anos). Vida acadêmica, atividade privada e pesquisa são atividades que em diferentes momentos de sua vida passam a ser mais ou menos prioritárias no seu dia a dia.

A Neurocirurgia, e em particular a subespecialidade que escolhi – cirurgia da base do crânio –, é uma especialidade ingrata (ou talvez um grande desafio a ser vencido). Os pacientes se apresentam com o diagnóstico de tumores volumosos envolvendo as mais variadas estruturas neurovasculares e praticamente assintomáticos. Sua função é remover esse tumor e provocar o mínimo possível de alterações funcionais. Nesse momento, sua relação com o paciente tem que ser a mais clara possível, de modo a se discutirem todos os riscos e benefícios que o tratamento pode proporcionar. Essa proporção é que vai delinear a melhor conduta. E quando se discutem resultados cirúrgicos, a comparação não pode ser feita com os resultados da literatura, mas sim com sua experiência pessoal. Quanto mais confiança você transmitir para seu paciente, maior é a possibilidade de ele acatar sua indicação. Para transmitir segurança, somente sentindo-se seguro em relação àquele tratamento.

Como é possível atualmente sentir-se seguro em todas as subespecialidades da Neurocirurgia? Impossível. A troca de experiências e o trabalho em grupo podem proporcionar os melhores resultados para os pacientes. O trabalho em equipe, considero uma das experiências mais positivas da minha atuação médica. A formação de um grupo de trabalho com neurologistas e neurocirurgiões com diferentes subespecialidades permite que o paciente que o procura tenha seu problema avaliado sempre por um especialista da área, uma vez que o conhecimento da especialidade é cada vez mais verticalizado. Dividem-se responsabilidades e somam-se conhecimentos. Todos saem ganhando.

Considero a segunda experiência positiva da atuação como médico a interação entre o médico e o paciente. É uma relação que deve ser baseada em confiança e sinceridade em todos os aspectos. Resultados esperados, riscos, antecipação de problemas, honorários, tempo de internação, participação de outros colegas e muito mais, tudo isso deve estar claro e aceito pelo paciente antes de qualquer procedimento. Esta maturidade, sem ter receio de "perder" o paciente, é consequência natural da experiência profissional e do caráter pessoal.

A responsabilidade do indivíduo como médico é poder oferecer para seu paciente a melhor forma de tratar sua doença. Nesse aspecto, a Medicina é altamente técnica e pertencente ao universo das Ciências Biológicas. Mas, quando nos voltamos para a atuação profissional, e principalmente para a relação com seu paciente, a Medicina torna-se a mais humana das Ciências.

Patologia Clínica e carreira docente

Raymundo Soares de Azevedo Neto

A escolha de uma profissão para si é um capítulo fascinante da aventura humana. Nós nos diferenciamos de tal maneira, por meio desses milhares de anos de existência da humanidade, que já não basta plantar e caçar para comer e preservar nossa espécie. Precisamos nos realizar no trabalho cotidiano, ganhando o sustento de nossas necessidades vitais e sociais com satisfação. Os fatores que podem contribuir para a escolha de uma carreira são incontáveis e é certo que não tentarei enumerá-los. Há um livro excelente desta coleção que faz um levantamento completo sobre a vocação médica.

Para mim, a opção de fazer Medicina estava relacionada à possibilidade de fazer pesquisa em laboratório, voltada para aplicações na prevenção e no tratamento das doenças humanas. Reconheço que havia nessa decisão certa fantasia com relação ao que seria pesquisa médica. De fato, não conhecia o assunto a ponto de fazer uma escolha tão específica. De qualquer forma, as atividades de laboratório me fascinavam e, sinceramente, não me preocupavam questões como o mercado de trabalho e a remuneração desse tipo de atividade. Nunca coloquei o acúmulo de bens materiais como meta em minha vida.

Não me imaginava como médico clínico ou cirurgião, atendendo ou operando pacientes, mas trabalhando num laboratório de pesquisa, descobrindo novas vacinas, novos medicamentos, tendo um amplo domínio do conhecimento da área biomédica.

No entanto, ao entrar na faculdade de Medicina, fiquei muito mais motivado pela assistência aos pacientes do que pelos laboratórios da universidade. É difícil explicar esse comportamento, porém as matérias clínicas eram muito mais interessantes do que as disciplinas básicas. Durante os seis anos de curso, mais intensamente no internato, fiquei em dúvida sobre que especialidade seguir.

Ao final do sexto ano, tive a oportunidade de comprar dois livros: um de Medicina Interna (Cecil) e um de Patologia Clínica (Henry). Na época de fazer a inscrição para o concurso de residência médica, aconteceu um fato muito interessante. A partir daquele ano (1982), o programa de residência em patologia clínica passava a exigir como pré-requisito um ano de estágio de residência em clínica médica. Foi uma circunstância perfeita, pois me propiciou passar pela experiência de clínico e por toda a dinâmica própria dessa área médica, com inúmeros plantões de UTI e pronto-socorro e atividades de enfermaria e de ambulatório. A possibilidade de enfrentar as rotinas e as responsabilidades perante as demandas dos pacientes foi decisiva para amadurecer minha decisão sobre a especialidade.

Aquele ano de estágio no Hospital das Clínicas, no programa de Clínica Geral, me expôs a situações muito ricas da relação paciente--médico e a como é penoso o adoecer. Ao mesmo tempo, mostrou-me muitas limitações da atuação médica em relação à capacidade de curar, mas, por outro lado, evidenciou a importância do cuidar e aliviar um pouco o sofrimento da pessoa doente. Foi um ano importante na minha vida profissional e pessoal.

Durante esse ano de estágio como residente em Clínica Geral, atendi o caso de um paciente com febre a esclarecer, a qual se iniciou depois de uma cirurgia, decorrente de um traumatismo por contusão externa. A febre não cedia apesar de algumas tentativas de diferentes esquemas e de coberturas com antibióticos. A hipótese diagnóstica estava errada: não era uma febre devida à infecção hospitalar. A solução do caso veio pelas mãos de um jovem médico patologista clínico que, ao rever no microscópio uma amostra de sangue, a partir de um hemograma solicitado daquele paciente, identificou a presença de um parasita, um protozoário, mais especificamente o *Plasmodium*, causador da malária. Foi um diagnóstico inesperado, mas correto, que levou o paciente ao tratamento adequado e à cura. O Dr. Marcos Munhoz, então residente de terceiro ano em patologia clínica, com sua decisiva intervenção na solução daquele caso, motivou-me definitivamente a optar pela especialidade à qual ele se dedica até hoje. De fato, aquele episódio me fez retomar a minha vocação inicial, antes de entrar no curso médico.

Interessante como a multiplicidade de opções pode nos levar a caminhos antes impensados. O curso de Medicina tem essa característica. Há uma variedade enorme de especialidades e áreas de atuação, que são "visitadas" durante a graduação, todas com a sua nuance e especificidade, com suas rotinas e exigências próprias. Ao longo de nossa passagem pelas disciplinas e pelos estágios, somos cativados por muitas áreas diferentes, ao mesmo tempo que descartamos outras que não suscitam empatia, mesmo que reconheçamos serem essenciais para a sociedade. Ao final dos seis anos de passagem por tantas experiências, ainda restam dúvidas para alguns dos formandos na hora de optar pela especialidade. Esse foi o meu caso, que se definiu pela convivência das duas especialidades no atendimento aos pacientes que estavam sob minha responsabilidade.

É importante salientar, sublinhar bem esta questão: nossa profissão é multidisciplinar e multiprofissional O médico não atua mais isoladamente, como ocorria há décadas. Essa é uma constatação fundamental, uma mudança significativa do paradigma profissional. Houve uma alteração paulatina a partir do final do século XIX para meados do século XX e que ainda não se completou inteiramente. Ainda existem médicos isolados em sua atuação, mas é um fenômeno cada vez mais raro.

Desse modo, ao perceber como as ações do patologista clínico estão integradas à assistência médica, houve um reforço positivo de minha intenção inicial de seguir essa especialidade. Considero que essas vivências colaboram para compor os argumentos que levam à escolha da especialidade, melhor do que as perspectivas de mercado e de remuneração, que são dados mais difíceis de serem obtidos na prática. Apesar de haver estudos promovidos por pesquisadores e por entidades médicas, não se conseguem fazer inferências confiáveis ao explorar o retorno financeiro que uma especialidade médica trará durante a vida útil de um profissional.

Acredito que o determinante da escolha da especialidade deva ser a motivação pela área, contrabalanceada pelas rotinas e encargos que devem ser assumidos. Para mim, ficou claro durante a residência em clínica geral que meu perfil era o do médico de laboratório, apesar do gosto e da facilidade de relacionamento com os pacientes. Tenho grande interesse por novas tecnologias diagnósticas, especialmente por aquelas ligadas à análise laboratorial.

Meu interesse por laboratório e pesquisa se deu quando estava ainda na escola primária, equivalente hoje ao ensino fundamental, antecedendo em muitos anos a escolha da profissão médica ou de qualquer de suas especialidades. Até onde consigo me lembrar, foram as atividades com experimentos sob a forma de jogos vendidos em bancas de jornal sobre química, física e biologia (parte de uma coleção intitulada *Os cientistas*, editada pelo Prof. Isaías Raw) que motivaram muito minha decisão sobre a escolha da carreira. Há poucos anos, conheci o Prof. Raw e fiquei emocionado de saber por sua própria boca que ele tinha sido o autor daquela coleção admirável, tanto pelo conteúdo informativo sobre a vida e a obra de tantos cientistas, como também pela condução didática com que éramos levados a realizar experimentos.

Naquela época, ainda menino de 8 ou 9 anos, junto com amigos de colégio, montávamos pequenos laboratórios no quintal e repetíamos as experiências contidas no livreto de instruções até acabar com o material e os reagentes. Em seguida, bolávamos por nossa conta algumas experiências com o que tínhamos à mão, evidentemente sem o mesmo rigor científico, mas com muita criatividade e alegria.

Mais tarde, no colegial (ensino médio), durante o curso profissionalizante em "Auxiliar de Análises Clínicas", as aulas práticas de laboratório – que incluíam dosagens bioquímicas, microscopia de fluidos orgânicos e até mesmo alguns princípios de Microbiologia e de Imunologia – foram determinantes para fixar a escolha da área médica como opção a seguir na vida profissional.

Cabe aqui tentar analisar o motivo de não ter sido escolhida uma área como a Biologia ou a Bioquímica, que tem atividade preponderante de laboratório. O primeiro motivo que me ocorre é o foco no ser humano, nas pessoas adoecidas, que precisam dos diagnósticos para ser tratadas e precisam da pesquisa para que sejam descobertas novas soluções para prevenir ou tratar as doenças. É claro que essas pesquisas são feitas por muitos profissionais da saúde e das cadeiras ditas básicas. Mas lidar com a pessoa doente diretamente, tentando aliviar seu sofrimento, era uma força que me dirigiu para a Medicina.

O segundo motivo, talvez decisivo em termos conscientes ou inconscientes, foi o fato de eu ter sido um frequentador regular de consultórios, hospitais e clínicas de fisioterapia pela necessidade de tratamento das sequelas de poliomielite, uma doença causada por vírus que destrói os neurônios motores da medula espinal, levando à paraplegia, entre outras alterações musculoesqueléticas.

Esse é um aspecto que pode ter sido muito relevante na minha opção pela carreira médica e não por outras carreiras como Bioquímica, Biomedicina ou Biologia, todas muito importantes para o avanço do conhecimento a ser aplicado em favor de pessoas que adoecem ou na prevenção das doenças.

Não que o fato de ser paciente desde criança motive todas as pessoas a fazerem Medicina. Muitos indivíduos desenvolvem certa fobia pelos ambientes clínico-hospitalares, mesmo quando foram pacientes durante a infância, ou até porque foram pacientes.

Pode ter ocorrido comigo os seguintes fatos: ter sido exposto a esse ambiente médico-assistencial e tê-lo vivido sem traumas, envolto num certo bem-estar, encarando as ações terapêuticas com interesse e curiosidade e ter nutrido uma confiança na relação com os profissionais e sentir-me seguro, passando a admirar os médicos e médicas que me atenderam ao longo de quase duas décadas antes de fazer o vestibular. Naturalmente, concorreram para essa situação a segurança e o acompanhamento de meus pais e familiares, cuja presença e atitude favoreceram minha relação tranquila com as adversidades.

Enfim, este breve relato por certo é incompleto para compreender todos os determinantes que me levaram a escolher a carreira médica e a especialização em patologia clínica. Depois de trinta anos de história na carreira, desde a entrada na Faculdade de Medicina da Universidade de São Paulo, em 1977, até os dias de hoje, atuando como professor dessa faculdade no Departamento de Patologia, o olhar e o pensamento já não são mais de um adolescente em busca do que virá no futuro. Quando tentamos contar nossa própria história é sempre difícil examiná-la com rigor metodológico, dissecando friamente os fatos. A relação causa-efeito não tem demonstração simples e direta. Somos um fenômeno muito complexo e cada ser humano é singular, fruto de incontáveis interações com os outros seres, com o ambiente e com o tempo vivido. Entretanto, é possível dizer, com boa aproximação da verdade, aonde chegamos depois que as escolhas foram feitas, fatos que passo a narrar a seguir.

Depois de terminada a especialização em Patologia Clínica, conquistada ao longo de quatro anos no programa de Residência Médica do Hospital das Clínicas da FMUSP, fui convidado para trabalhar no Laboratório de Patologia Clínica Orlando Barretto, pelo proprietário, que emprestava seu nome ao laboratório e foi meu professor de Hematologia Clínica durante a graduação no curso médico. Ao mesmo tempo, abriu-se concurso para uma vaga de médico patologista clínico na Seção de Análises Clínicas Auxiliares da Divisão de Patologia do Instituto Adolfo Lutz, para o qual me inscrevi e fui aprovado em primeiro lugar. Ainda, para complementar os ganhos mensais, trabalhava aos domingos como plantonista da unidade de terapia intensiva do Hospital São Camilo.

Essas foram minhas primeiras experiências como especialista no mercado de trabalho: uma no serviço público e outra no ambiente privado. É interessante esta situação em que nós médicos temos de acumular mais de um emprego, levando a uma vida intensa de convivências simultâneas em ambientes tão distintos.

Assim, no período da manhã trabalhava num laboratório de saúde pública, onde muito aprendi sobre a organização e as limitações próprias do ambiente, incluída a complexidade relativa à gestão dos recursos humanos. Também tive o incentivo por parte do diretor da Divisão de Patologia, Dr. Venâncio Alves, de ir além das fronteiras do laboratório da seção à qual estava vinculado, incluindo meu ingresso na pós-graduação, o que será comentado mais adiante. Desenvolvi nesse primeiro vínculo com instituição pública um trabalho voltado para a verificação da qualidade dos serviços prestados, gerando alguns estudos com pesquisadores e profissionais da minha seção e de outras seções, que inclusive foram publicados. Passei dois anos no Instituto Adolfo Lutz e mantenho até hoje muitos amigos e parceiros de pesquisa nesse grande patrimônio da saúde pública paulista e brasileira.

À tarde e no começo da noite, além dos sábados, atuava num laboratório privado de patologia clínica, que atendia pacientes em sua maioria cobertos por planos de saúde de empresas também privadas. Lá também tive um importante aprendizado sobre a dinâmica das relações comerciais na área de prestação de serviços médicos. Soma-se a isso o fato de que também pude praticar todas as técnicas de Medicina laboratorial num ambiente menos sofisticado, onde cada um de nós, da equipe multiprofissional, era requisitado a realizar análises e exames hematológicos, parasitológicos, bacteriológicos, bioquímicos, imunológicos e citológicos. Depois, ao final do dia, cabia-me revisar e integrar os resultados de exames realizados, verificando e assinando os laudos expedidos pelas secretárias do laboratório, ainda usando máquinas de escrever para datilografar os formulários de resultados. Nessa última tarefa, havia a oportunidade de conversar ao telefone com os colegas médicos que tinham solicitado os exames, momento que era particularmente gratificante, porque o sentido de todo aquele trabalho era dedicado a auxiliar o diagnóstico e a favorecer a melhor decisão terapêutica para o bem dos pacientes. Geralmente, os profissionais médicos que têm seus próprios consultórios atendem até as nove horas da noite, o que permitia essa interação estimulante. Foram quatro anos de atuação nesse ambiente do qual tenho gratas lembranças.

Aos domingos, fazia plantão das sete da manhã às dezenove horas, cuidando de dez pacientes em terapia intensiva, fechando dessa maneira uma semana típica no início de uma carreira médica. Essa dinâmica perdurou por dois anos.

Ainda nesse período inicial da carreira, fui convidado a assumir o laboratório de bioquímica e sorologia da Fundação do Fígado, que apoiava o grupo de transplantes de fígado do Hospital das Clínicas, liderado pelo Prof. Silvano Raia. Como não era possível acumular mais um emprego, pedi demissão do Instituto Adolfo Lutz para poder assumir essa nova missão, trabalhando então no período da manhã nesse laboratório, que fica dentro da Faculdade de Medicina. Nessa fase, tive a oportunidade de montar e gerenciar as primeiras rotinas de automação em bioquímica de sangue no conceito de múltiplos exames do mesmo paciente numa única rodada, o que hoje em dia é o padrão dos laboratórios de patologia clínica. Foi uma experiência profissional muito importante também porque fui apresentar trabalhos oriundos desse laboratório de pesquisa e de serviços em um congresso internacional na Itália, minha primeira experiência internacional.

À medida que o ganho com o trabalho em Patologia Clínica crescia, houve a possibilidade de fazer a opção de não mais trabalhar aos domingos, pelo menos não obrigatoriamente todo domingo. Desse modo, desliguei-me dos plantões de UTI e também das atividades clínicas, passando a me dedicar à especialidade de patologista clínico integralmente.

Essa época coincide com o nascimento de minha primeira filha, Ana Luísa. Foi importante abrir espaço na agenda semanal para curtir esse lado bom da vida pessoal, que estava ficando perdido. O trabalho pode ser tão envolvente que não nos apercebemos dos outros momentos da vida, entre eles o da convivência familiar. Tive a possibilidade de reorganizar minha carreira de modo a poder desfrutar também da companhia dos filhos e familiares. Isso para mim é muito importante.

Ao mesmo tempo, no início da prática como especialista nos quatro empregos citados antes, surgiu uma oportunidade para fazer o doutorado no Programa de Patologia da FMUSP, sob a orientação de um jovem professor, que acabara de chegar de seu estágio de pós-doutorado na Inglaterra, o Prof. Eduardo Massad. Essa nova experiência foi muito estimulante e produtiva, tendo mudado os rumos de minha carreira: de médico especialista para professor universitário.

Meu crescente interesse pela pesquisa e pela docência modificou meus objetivos dentro da carreira. Desliguei-me do Laboratório Orlando Barretto e fixei-me em tempo integral na Faculdade de Medicina, dividindo meu tempo entre a atividade do laboratório de bioquímica e sorologia do transplante de fígado, no terceiro andar da FMUSP, e o laboratório de Informática Médica, no subsolo dessa faculdade, onde fazia meu doutorado como bolsista da IBM e do CNPq.

Antes mesmo de completar meu doutorado, foi aberto um concurso para uma vaga docente: auxiliar de ensino, MS-1, no Departamento de Patologia, para a disciplina de Informática Médica, para o qual me inscrevi e fui aprovado. A decisão que me coube no momento em que me inscrevi nesse concurso foi a seguinte: assumir a carreira docente em dedicação exclusiva, em regime de trabalho integralmente ligado à Universidade de São Paulo. Para tanto, deveria pedir demissão das posições que havia conseguido. Foi uma escolha difícil pelo lado material, porque eu ainda não tinha o título de doutor e, portanto, ingressaria como auxiliar de ensino, com remuneração abaixo dos meus ganhos com os dois empregos que tinha naquele instante. Por outro lado, ao considerar as perspectivas de evoluir na carreira a médio e longo prazo dentro da USP, abracei essa oportunidade, de que não me arrependo, posto que tenho realizado de modo pleno minha opção como professor universitário. Porém, no início, foi materialmente muito difícil, inclusive pelo fato de que estava em processo de divórcio no momento em que entrei para a universidade.

Nessa nova fase de minha carreira, recebi apoio e tive muito estímulo por parte daqueles colegas do Departamento de Patologia e pude aproveitar muito do rico ambiente intelectual promovido pelo

Prof. György Böhm, Prof. Paulo Saldiva e Prof. Eduardo Massad, meus orientadores e hoje diletos amigos.

Durante esse período inicial da carreira docente, fiz um curso de três semanas em Londres, no Departamento de Biologia do Imperial College, liderado pelo Prof. Roy Anderson, onde conheci novos parceiros de pesquisa: Prof. James Nokes e Prof. Martin Cox. Logo após o doutorado, candidatei-me a um estágio de pós-doc com esses professores, em Londres, onde morei por um ano.

Hoje, depois de quinze anos de concluído o doutorado e desse estágio no exterior, tenho uma atividade docente intensa, organizando cursos para estudantes de graduação e pós-graduação. Participo da vida administrativa do hospital e da faculdade, como membro em diversas comissões e conselhos, e realizo projetos de pesquisa no laboratório que coordeno, onde, além da pesquisa em si, tenho a oportunidade de orientar futuros médicos e pesquisadores, com os quais continuo aprendendo muito sobre a Ciência e principalmente sobre a vida.

A escolha da especialidade

Miguel José Francisco Neto

Algumas lembranças certamente fizeram a diferença na minha escolha da carreira e da especialidade. Foram muitas e remontam algumas da infância e da adolescência. A mais remota e mais importante delas foi o falecimento de meu avô paterno, quando, por volta dos meus 6 anos de idade, tomei contato com uma situação crítica de luta contra a morte e ali nasceu um sentimento de intenso desejo de poder tê-lo ajudado. Em minha memória essa é a primeira lembrança que me influenciou definitivamente na escolha profissional.

Ainda nesse contexto, venho de uma família que sempre esteve ligada à saúde e ao ensino, com vários membros exercendo a Medicina e atuando em áreas afins. Meu pai, farmacêutico, e o primogênito de casa, médico, tiveram influência definitiva nesse caminho.

O diagnóstico por imagem aparece no cenário médico com toda a força no início dos anos 1980, com o aparecimento de métodos além da radiologia convencional, métodos esses que revolucionaram a especialidade, colocando-a em uma situação de destaque e acompanhando também os movimentos de avanço da informática médica, do mundo digital e da internet.

Assim, oriundo do interior do estado de São Paulo e caindo de forma abrupta em uma faculdade de ponta, como a FMUSP, tive, como todos, muitas dúvidas durante o caminho trilhado para a escolha da especialidade. A Medicina baseada em evidências mostrava a mim toda a força do raciocínio médico-técnico, condenando o empirismo e a atuação desprovida de bases científicas. Por outro lado, o sonho da Medicina à beira do leito, da cura, do trabalho por um mundo menos cruel me embalaram durante anos a ideia de me tornar um profissional cumpridor do ato médico em sua totalidade.

Particularmente na escolha da área, participaram dois aspectos que considero capitais. No final dos anos 1970, contavam-se maravilhas de um método de diagnóstico que utilizava ondas sonoras e que poderia ser usado de forma sistemática no Brasil, pois permitia o estudo anatômico de múltiplos órgãos e poderia ser aplicado em larga escala: era a ultrassonografia, originária principalmente dos países europeus e lançada com toda a força em nosso meio. Essas informações me impressionaram muito e, ainda no início do internato, no quinto ano, pude perceber sua aplicação em toda plenitude.

Nesse início de internato, em um leito de clínica médica, esteve internado um paciente com a minha idade e portador de neoplasia maligna linfática, em quem se utilizou de forma definitiva o diagnóstico por imagem, pois seu diagnóstico diferencial era amplo e culminou por ser feito com uma esplenectomia diagnóstica. Mas antes da cirurgia diagnóstica, seguiram-se múltiplos exames de imagem, entre os quais um deles, que particularmente acompanhamos todas as vezes – a ultrassonografia. Aquela situação me intrigou pelo conjunto dos fatores: o paciente sendo estudado em seu interior de forma sistemática, com um método cujas imagens pareciam o mundo da lua e também a forma relevante que envolvia a atuação médica ao lado do paciente. Isso unificava de alguma forma o meu desejo de exercer a profissão à beira do leito e de empregar tecnologia.

Na ocasião, o médico ultrassonografista tratou a situação de forma a compor comigo e com o paciente um ambiente de amizade e de envolvimento, compartilhando conosco a angústia da dificuldade do diagnóstico, o que contribuiu para uma melhor condução global da situação.

Dessa forma, uma real e duradoura ligação com os métodos de imagem nascia a partir desse episódio. Aprendi que havia uma ponte consistente entre a Medicina baseada em evidências e o uso da tecnologia, com um forte viés humano. Vivenciei de forma intensa o fato de que havia caminhos na Medicina que poderiam ser trilhados em busca de respostas às minhas dúvidas para a escolha da especialidade.

Nesse episódio, o paciente acabou por falecer um ano depois, por causa da evolução da doença maligna. O médico que fez as ultrassonografias tornou-se, anos depois, professor titular na área de diagnóstico por imagem. E para mim nascia a certeza de ter encontrado um caminho para um exercício digno da Medicina.

A decisão final para a escolha da área de imagem foi tomada em torno da metade do sexto ano, quando tive de me desdobrar no estudo para a seleção, pois já naquele tempo havia um excesso de candidatos na área. Senti necessidade absoluta de tratar aquela situação com grande esforço e determinação para ir adiante.

Com a escolha definida, acredito que a angústia de determinar um caminho no final do sexto ano pode ser minimizada com um pensamento que, no auge da tensão da escolha, esquecemos: seja qual for a área escolhida, estaremos atuando em uma profissão antes de tudo digna e voltada para a busca do bem comum. Profissão essa que pesquisas sérias feitas pelo próprio Conselho Federal de Medicina concluíram que ainda goza de altíssima credibilidade na sociedade civil.

Assim, penso que, ao nos voltarmos para determinada área específica da Medicina, não estaremos nos distanciando da pedra fundamental do ato médico – o exercício da bondade e da ajuda ao próximo, na sua forma de maior excelência. Essas asserções não anulam a angústia da escolha, mas colocam em um adequado patamar o raciocínio para que se torne o momento menos tenso e se minimize a sensação de perda e de distanciamento em relação à nossa escolha profissional original.

O cotidiano da profissão

No cenário de atuação, o profissional do Diagnóstico por Imagem sofreu uma real valorização e por uma demanda crescente, por uma ampliação das áreas de atuação, os vínculos e os tipos de empregabilidade são diversos.

Com esses modelos, pode-se atuar com consultório privado, nos hospitais particulares como terceiros e até celetista, bem como também na área de Ensino e Pesquisa. Atualmente há uma evidente expansão das bases instaladas dos equipamentos, o que demanda mais profissionais e amplia os postos de serviços.

A remuneração do profissional está relacionada, como nas outras áreas, tanto a sua capacidade técnica como a sua capacidade de atuar em grupo como um elemento agregador. A figura da fonte pagadora está definitivamente ligada aos convênios, pois, na prática, a Medicina Pública não dispõe de verbas para uma remuneração adequada, e os pacientes particulares na área de exames de diagnóstico por imagem são exceções nos dias atuais. Assim, a capacidade do profissional de exercer uma Medicina de alto nível será um diferencial importante para conseguir uma carteira de clientes médicos que confiem no profissional e que encaminhem os pacientes.

Deve-se destacar neste ponto, que o cotidiano da profissão fica ligado a dois aspectos importantes. O primeiro, de relevância vital, diz respeito à necessidade da atualização constante, advinda das sucessivas melhorias da tecnologia, que muda ano a ano e ao fato de que, se o profissional não ficar atento a essas mudanças, poderá ficar em obsolescência. Um segundo e também importante aspecto diz respeito à necessidade de o médico do diagnóstico por imagem ter alguma formação em administração e em recursos humanos, pois o cotidiano da especialidade inclui trabalho em equipe multidisciplinar e também seu exercício impõe uma série de conhecimentos administrativos e de gerenciamento em diversos níveis.

O início da carreira se faz, em geral, nos plantões de diagnóstico por imagem, que incluem a utilização de radiologia geral, ultrassonografia e tomografia computadorizada, além de ressonância magnética nas urgências. Na última década, pudemos observar um movimento de colocar a imagem em evidência, visto que surgiram plantões de corpo presente, em sistema de 24 horas, incluindo sistema de funcionamento ininterrupto. Isso representou o final de uma posição da especialidade de funcionar somente em períodos de rotina. Atualmente os métodos diagnósticos ocupam espaço de enorme importância no contexto geral da prática médica em todas as especialidades, o que aumentou a demanda global para o profissional da área e também sua responsabilidade diante da conduta e também do prognóstico das doenças.

Em geral, os plantões ocupam espaço nessa carreira em até dez anos após a formatura, visto que, com a experiência adquirida e a vivência na área, certamente haverá colocação em períodos de rotina, que preenchem na totalidade o tempo de trabalho.

Por ser uma especialidade de apoio, os atendimentos de urgência dependem dos locais de atuação. Assim, as posições em hospital e pronto-socorro sempre incluirão atendimento de urgência, obedecendo a escala de trabalho específica. Na rotina das clínicas da especialidade, o atendimento se faz preferencialmente em períodos de rotina, embora seja crescente o movimento de centros diagnósticos, em que se trabalha sábados e domingos – no período diurno. Essa tendência parece cada vez mais evidente e irreversível, visto que há demanda crescente nesse sentido.

Assim, de forma resumida no contexto global da Medicina atual, o médico dessa área está valorizado e tem honorários competitivos, desde que exerça a especialidade dentro de um alto nível técnico e acumule ao longo dos anos de exercício uma carteira de clientes médicos, que serão sua referência e lhe darão força de mercado. Isso em qualquer situação, cidade e tipo de atuação.

Aspectos subjetivos do exercício profissional

As vivências profissionais nesta área são, na maioria das vezes, gratificantes, pois se atua em conjunto com todas as modalidades da área médica e pode-se atuar em Medicina preventiva na figura dos centros de diagnóstico preventivo.

Cabe neste ponto de reflexão um pensamento muito positivo com relação ao papel do médico da imagem dentro do exercício da

Medicina atual. Esse papel ficou sobremaneira valorizado pela importância dada ao que chamamos de condutas baseadas em evidências e isso impõe uma responsabilidade muito grande ao diagnosticista. Sabemos da prática diária que a maioria dos erros médicos se faz ainda na propedêutica e não na conduta. Somados estes dois cenários, concluímos que desde o pronto-socorro até as enfermarias, passando pelas UTIs e salas de emergência, o diagnóstico correto fica sendo um ponto fundamental para o atendimento e a minimização dos erros, em qualquer especialidade. Portanto, lembramos a fala dos grandes clínicos do passado, que dispunham somente da argúcia e do estetoscópio para acertar a propedêutica e tiravam tudo o que fosse possível com essas duas ferramentas. Hoje se somam a isso os exames de imagem que podem dar sequência a um atendimento de um acidente vascular cerebral ou a um paciente politraumatizado, entre outros muitos casos.

Guardo na memória várias lembranças positivas, uma delas, sem dúvida, marcante. Fiz ultrassonografia em uma paciente durante a gravidez dos seis filhos consecutivos e apenas no último atendimento foi dado o meu nome. Outra grata lembrança guardo de quando atuamos no diagnóstico por imagem na urgência. Na vivência diária, pudemos acompanhar a angústia do paciente ao ser atendido sem saber o seu destino e, ao descobrirmos o diagnóstico, ocorrer uma evidente mudança em seu estado emocional e no dos familiares. Isso fica evidente e é clássico em duas situações hoje associadas intimamente ao diagnóstico por imagem: na cólica nefrética e na apendicite aguda.

Não podemos também deixar de referir a nossa dor e desespero, quando entramos em contato com situações de morte ou de prognósticos reconhecidamente reservados. Nesse cenário, entram particularmente o preparo de estarmos habilitados a manejar essas situações com a devida competência e responsabilidade. O maior exemplo está relacionado ao óbito fetal e ao diagnóstico de doenças malignas.

O estresse da área fica por conta de alguns aspectos médicos e de outros comportamentais. No aspecto médico, torna-se evidente a obrigação de acertar o diagnóstico. No aspecto comportamental, existe a absoluta necessidade de cumprimento dos horários acordados com os pacientes, pois existe uma cultura muito clara de que se pode esperar pela consulta, mas não se espera por exames em geral.

O lado mais cômico, vivido por mim na área, deu-se ainda na residência médica. Fazíamos um estudo contrastado do esôfago, estômago e duodeno e eu era o residente de primeiro ano. O médico do segundo ano estava com muita dificuldade para fazer com que o paciente rodasse na mesa, manobra necessária para que o bário se misture e faça a adequada aderência na câmara gástrica. Não havia o que fizesse o paciente se virar na mesa. Várias tentativas foram feitas nesse sentido, incluindo gestos e explicações, até que eu me manifestei de uma forma mais primitiva e disparei: "O senhor, por favor, toca de roda na mesa" e imediatamente o paciente pôs-se a virar ininterruptamente. Devido à situação hilária, gargalhamos simultaneamente e tivemos de interromper por alguns momentos o exame até nos recuperarmos para continuar.

Relacionamento familiar

O convívio familiar, tão necessário ao médico, para que o equilíbrio emocional fique em sintonia com as grandes demandas da profissão, não fica prejudicado, se o profissional – como qualquer outro – prevenir-se e desde recém-formado atuar de forma a elaborar rotinas familiares e cumpri-las. Também deve formalizar compromissos e cuidados com o cônjuge e filhos de forma a fazer planos e a participar dos sonhos e realizações de todos.

Tenho muito orgulho de ser médico e poder cumprir meu papel social diante da comunidade em que atuo. No meio familiar, sempre somos solicitados a indicar caminhos e procedimentos e a compartilhar a responsabilidade das indicações. Sem dúvida o profissional médico tem uma condição de vida diferente dos demais, pois vivemos continuamente e de forma completa as responsabilidades inerentes à nossa profissão. Venho de uma família de médicos na qual a cultura da área foi transmitida desde a infância.

Como o diagnóstico por imagem é uma área de apoio, múltiplas vezes somos chamados a atuar como médicos para a família e este aspecto me completa muito como profissional.

Vida social

Naturalmente o convívio social fica influenciado pela profissão tanto por causa da área de atuação, quanto pelos colegas de turma e pelos pares nas instituições. Penso que as amizades são como os relacionamentos afetivos, conjugais e familiares: os braços fortes que sustentam o ato de ser médico em sua totalidade. O papel dos amigos – independente de serem médicos ou não – e o convívio com outros mundos são algo necessário e salutar.

Em meu ambiente social predominam relações com profissionais da área médica e há, sem dúvida, tempo para o cultivo das amizades. Sinto ser esse um fator de muita importância no desempenho do profissional. Estar cercado de boas pessoas, bons princípios, valores nobres, sempre será um apoio em nossa lida com a dor e a desesperança dos doentes.

Os filhos, neste cenário, trarão muitas luzes para a vida do médico: a escola, outros pais, os professores, os outros alunos e os amigos, dessa forma, se multiplicam. E o mais importante, a recomposição dentro de nós mesmos do espírito da bondade e da amizade da criança que existe em todos nós.

O lazer, em nossa especialidade, permite que tenhamos fins de semana livres, representando isso um importante aspecto da vida. Depois de um tempo de formado – com o espaçamento dos plantões – isso fica consolidado. Tenho como principal atividade de lazer as viagens que faço ao interior, de volta à minha cidade. Na terra natal, visito várias memórias. A de meu pai, a casa de minha família e a vida no campo – tudo isso temperado com a terna convivência com as lembranças da minha infância. Além disso, há ainda as frequentes viagens com familiares ao litoral e as idas a locais de recreação com todos de casa.

Interesses fora da Medicina

Fora da Medicina, confesso que tenho poucos *hobbies*. Alguns deles foram se esvaindo, com a idade e os compromissos. Guardo ainda, de minha infância, coleções de selos e o gosto pelo futebol.

Cinema sempre teve um papel importante em minha vida. O filme definitivo, considero o *Cinema Paradiso*, cujos personagens, ambientação e história provocam um arrepio em todo menino oriundo do interior como eu, ao se reconhecer naqueles cenários e passagens.

Tenho tentado a duras penas manter minha atividade física e meu peso. Sempre fiz algum tipo de esporte, embora irregularmente – tenho a mais absoluta certeza de que, sem isso, minha qualidade de vida piora verticalmente. Se eu pudesse voltar no tempo, tornaria obrigatória a atividade física ao longo de toda a minha vida. Em minha atuação diária, tenho procurado aconselhar os mais jovens sobre isso.

Culturalmente, curto muito a leitura em geral. Leio jornais diariamente – hábito adquirido ainda na infância, sob a inspiração de meu pai – e tenho como grandes ídolos literários Machado de Assis e Camões.

Ressalto, neste ponto, aos que estão começando a faculdade nos tempos da internet, que a atividade intelectual mais completa continua sendo a leitura. Com ela viajamos, sentimos, choramos, sorrimos e damos uma dimensão viva ao que está no papel. Dessa forma, se consegue prevenir uma série de doenças do sistema nervoso central na terceira idade. Destaco aqui, um ponto que muito me alegra: minha mãe consegue ler diariamente todo o jornal que recebe e se mantém com uma lucidez e inteligência invejáveis, apesar de sua avançada idade.

Gosto muito ainda de música e de visitar livrarias, comprando um ou outro livro – que se amontoam em nossa casa. Alguns deles, confesso com tristeza, ainda esperando para serem devorados.

Tenho muita alegria e satisfação com a minha profissão de médico. Este ofício, acredito eu, traz verdadeiramente a luz da esperança da vida em seu exercício e devolve, de forma muito positiva, toda esta força para o médico.

Claro que a situação da saúde pública incomoda a todos, mas isso já diz respeito a um cenário em que as soluções sempre dependem de políticas públicas e sociais integradas – que espero que um dia sejam plenamente satisfatórias.

Acredito que o horizonte da Medicina minimamente invasiva e a abertura dos postos de trabalho em todos os níveis garantem uma demanda crescente nos próximos anos e dão força para a especialidade continuar a valorizar-se.

Fica a mensagem final que sempre passei aos que nos cercam em nosso dia a dia: um bom especialista começa sempre com um generalista bem formado, lúcido e que cultiva boas práticas da Medicina baseada em evidências. Independentemente da especialidade, também cabe ao médico resolver o problema do doente como um todo, atendendo-o de forma global. Não apenas fazer exames – mas fazer diagnósticos – seria um bom resumo para situarmos corretamente esta especialidade dentro da prática médica.

O MÉDICO QUE TRABALHA NA URGÊNCIA

Roberto Manssur

O moderno sistema de saúde considera a assistência ao paciente desde a atenção domiciliar, ambulatorial até o atendimento hospitalar. Nesta modalidade, a atenção médica pode se fazer necessária em caráter de urgência ou em caráter eletivo. O atendimento de urgência pressupõe a disponibilidade de um setor adequado que permita a resolução dos principais problemas de emergência no aspecto diagnóstico e no terapêutico. O paciente pode ter alta do serviço de emergência, se seu problema for equacionado, ou pode ser internado se necessário. Após a alta hospitalar, o doente pode continuar recebendo cuidados no domicílio ou no ambulatório.

Em circunstâncias frequentes em nosso país, o atendimento de urgência é feito em condições não ideais, e o tirocínio do médico é ainda mais importante para a resolução dos problemas.

O médico que se dedica às emergências deve ser um generalista, um clínico e/ou um cirurgião capacitado a resolver os principais problemas que levam o paciente ao pronto-socorro. Deve ter a noção exata de seus limites e, sobretudo, do que não deve ser feito. Deve solicitar o concurso de especialistas, quando necessário, ou ainda transferir o doente para um centro com maior capacidade de resolução.

O regime de trabalho é feito em sistema de plantões de doze horas e cada plantonista trabalha em dois períodos, um diurno e um noturno, por cada semana. Assim, a jornada de trabalho é estafante, ocorrendo um desgaste progressivo do médico. Em nosso meio, o trabalho noturno não é seguido por um período de descanso. Isso é complicado porque um médico tresnoitado não consegue exercer suas atividades na plenitude de sua competência. Por essa razão, seria aconselhável que o médico plantonista tivesse um período de descanso em seguida ao plantão. Por outro lado, em razão do desgaste, é desejável que o plantonista não permaneça como tal indefinidamente. Entretanto, por ser uma atividade tão envolvente e dinâmica, quando o profissional toma consciência do tempo que esteve dedicando ao pronto-socorro, já se passaram anos e anos.

O compromisso profissional do socorrista inclui, além do trabalho assistencial, a dedicação ao ensino e treinamento de alunos, residentes ou estagiários. Essa é uma tarefa da maior importância para a formação de futuros médicos treinados para o trabalho na emergência, ou mesmo em outros setores do hospital, ou ainda para o aprimoramento da eficiência do médico em sua atividade diária. Em nosso hospital-escola, a chefia do plantão é exercida por um cirurgião, que também assume a responsabilidade administrativa e lidera não só a equipe médica, mas também os paramédicos.

O início do plantão prioriza os casos mais urgentes que ficaram em observação para serem resolvidos. Após essa priorização, realiza-se uma visita aos pacientes para a definição das condutas necessárias. É atribuição do plantonista inteirar os familiares sobre a evolução e a condição dos pacientes.

A complexidade do trabalho causa dilemas e angústias ao socorrista, o que sem dúvida alguma afeta sua sensibilidade. Muitas vezes, o chefe de equipe toma atitudes que interferem na rotina da instituição, como a suspensão das operações eletivas, quando grandes tragédias sobrecarregam o serviço de emergência.

É importante salientar que não só o estresse, mas também a estafa e a exposição a agentes insalubres interferem no rendimento do profissional. Por essa e por outras razões, cabe ao profissional com maior experiência alertar e proteger, sempre que possível, aqueles que se iniciam neste tipo de atividade, oferecendo treinamento médico adequado.

Embora se trate de um trabalho rotineiro, a imprevisibilidade dos casos que chegam ao pronto-socorro torna a atividade fascinante, o que de certa maneira compensa as dificuldades e os sacrifícios impostos ao médico que se dedica ao serviço de emergência.

Nos trinta anos em que atuei no pronto-socorro do Hospital das Clínicas da Faculdade de Medina da USP (HCFMUSP), vivenciei situações delicadas. Por vezes, o inconformismo de pacientes e/ou de familiares leva-os a atitudes menos cordiais e até mesmo agressivas em relação ao médico. Nessas ocasiões, o equilíbrio emocional dos profissionais é imperativo para que a situação não se deteriore. Outros momentos de grande tensão ocorrem quando da afluência simultânea de vítimas de catástrofes, como no caso de grandes acidentes rodoferroviários ou de grandes incêndios. Nessas situações de emergência, para liberar o centro cirúrgico, o cirurgião-chefe assume o controle de toda a instituição, tomando medidas administrativas como suspender as operações eletivas previamente agendadas. Por vezes, tem que tomar a iniciativa de convocar outros colegas para que a assistência possa ser feita de modo eficiente. Talvez, um dos momentos mais desgastantes ocorra quando é necessário decidir a ordem sequencial de atendimento entre os doentes mais graves. Surgem dúvidas e dilemas que devem ser enfrentados com racionalidade.

A ERRÂNCIA COMO ESPECIALIDADE: UM *CURRICULUM VITAE*

Nayra Cesaro Penha Ganhito

Fui uma aluna de Medicina em crise permanente: com respeito a como era exercida, a como era ensinada e a como a escolha que eu mesma havia feito. Escolha que decorreu, aliás, de um impulso vago e por muito tempo inexplicável – "ajudar as pessoas" – na hora da inscrição no vestibular. Acabei entrando na USP, o que tornou ainda mais difícil meu percurso: como eu podia estar insatisfeita se todo mundo queria estar lá?

Conto um pouco de minha vida como aluna porque essa insatisfação e a procura de uma saída tiveram tudo a ver com minha futura escolha de "especialidade": a Psiquiatria e a Psicanálise. Um estágio na Itália, nos anos 1980, no Serviço de Saúde Mental de Trieste e a residência em Medicina Preventiva fizeram parte da procura. Mas posso dizer que aquilo que pareciam erros consecutivos acabou me conduzindo a uma atividade profissional e a um tipo de vida que hoje me são muito prazerosos. Pude mesmo contatar que tais "erros" proporcionaram uma aquisição de experiências e de conhecimentos afinal não tão disparatados entre si e que, articulados, acabaram compondo um interessante *curriculum vitae* – não como "letra morta", mas algo essencialmente presente na minha prática cotidiana.

Terminei o quinto ano – o primeiro de internato – com 22 anos recém-feitos e nenhuma ideia do que fazer depois da faculdade. O entusiasmo de meus colegas só evidenciava o quanto eu me sentia deslocada com aquela roupa branca e um estetoscópio pendurado no pescoço.

Resolvi fugir, dar um tempo, adiar. Enlouqueci meus pais até eles concordarem com que eu passasse um ano na Europa. Para mim, seria um ano sabático, aventureiro, praticando outras línguas, conhecendo outras culturas e outros modos de viver. Viajaria de mochila e trabalharia em qualquer coisa para sustentar-me lá.

Quando tudo estava decidido, soube que um grupo de terapeutas ocupacionais estava indo para Trieste, na Itália, fazer um estágio em Saúde Mental. Soube então que se tratava de um movimento antimanicomial bastante revolucionário para a época, que recebia voluntários do mundo todo. Interessei-me imediatamente e a minha viagem passou a ter um primeiro destino.

Tive então a sorte de participar de um momento histórico e político riquíssimo, desses que são raros hoje em dia. O clima era efervescente, de abertura, ousadia, inovação. As práticas psiquiátricas manicomiais eram denunciadas como dispositivo de exclusão e de controle e estavam sendo substituídas por uma rede de centros de saúde que prestavam também assistência social e familiar aos egressos dos hospitais. "A liberdade é terapêutica", dizia o *slogan* da "Psiquiatria Democrática": os loucos fora do manicômio e nós atrás deles, com eles. Assim, meu primeiro contato com o que chamamos "paciente psiquiátrico" ou "psicóticos" se deu nesse clima e contexto: a loucura ou a psicose era vista como uma variante "positiva" dos modos de ser do humano e tratava-se de abrir um lugar social para elas.

Acabei ficando dois anos na Europa, pois, além do ano de experiência profissional em Trieste – o cotidiano nos centros de saúde e alguns acompanhamentos terapêuticos –, não abri mão da motivação inicial da viagem, que dizia respeito a valores que moviam certa juventude dos anos 1980: uma postura crítica e rebelde quanto aos valores tradicionais, ao "sistema", uma busca por novos comportamentos e um espírito indagador que as viagens favoreciam. Algo muito distante dos ideais assépticos de hoje – e sem dúvida um tanto ingênuos, tendo em conta o rumo que o mundo iria tomar. Mas não se pode negar que foram tempos bem divertidos.

De volta, encontrei um Brasil em clima de "Diretas Já", numa mobilização política esperançosa e alegre ao lado de sinais de crise econômica por todo o lado: acampamento de desempregados no Ibirapuera, crianças pedindo esmolas nos faróis. E também signos do medo que paulatinamente tomariam conta da cidade: as pessoas temiam circular à vontade pelas ruas e sua arquitetura agora era marcada pela presença das guaritas, dos muros e das grades.

Terminei o sexto ano com dificuldade. Mergulhar no internato depois de dois anos longe da Medicina e da disciplina rígida do hospital exigiu muito esforço, paralelo ao que eu precisei fazer para me adaptar novamente ao meu país, minha cidade. Mas os anos passados fora começaram a me dar uma ideia do que fazer depois: pensei numa residência em Medicina Preventiva, na qual, pensava eu, poderia trabalhar com saúde mental em moldes diferentes da Psiquiatria "Clássica", ensinada nas residências. Aqui no Brasil, a Psiquiatria, apoiada pelo avanço tecnológico começava a transformação para o que ela se tornaria hoje: orgulhosa de finalmente ser uma "ciência", assim como as outras especialidades, esquecendo-se dos aspectos psicodinâmicos e psicopatológicos em proveito de uma visão centrada no organismo.

A residência em Medicina Preventiva foi uma surpresa – positiva em muitos aspectos. Logo se anunciou que estudaríamos Medicina Social, um nome mais apropriado para os objetivos daquele interessante corpo de professores. Não se tratava de aprender a prevenir doenças, mas de entender a Medicina como prática social que ela é, consciente disso ou não, intrincada com forças econômicas, sociais e políticas que determinam as concepções dominantes de saúde, de doença e dos tratamentos em cada época. O mal-estar que eu experimentava diante da abordagem médica que tínhamos na faculdade ia ganhando nomes e contornos mais objetivos. Também me vi entre um grupo de colegas variado e interessante, chegado de vários lugares do país, já que essa "especialidade" era desprezada entre os colegas da USP.

Foi uma época de crescimento intelectual e da oportunidade de me aproximar das Ciências Humanas, que sempre me atraíram. Agora estudava filósofos como Foucault, estudos sociológicos, históricos e afins. Os trabalhos de avaliação eram dissertativos, um desafio para quem passara seis anos fazendo provas que checavam conhecimentos objetivos: descrições anatômicas ou fisiológicas, diagnósticos diferenciais, cálculos físico-químicos etc. Porém, não encontrei no plano clínico, que adotava a chamada "abordagem biopsicossocial", um instrumento mais específico para compreender o sofrimento psíquico que os pacientes traziam. Também não me interessava por áreas como Administração em Saúde ou Epidemiologia, então entrei em crise novamente.

Dessa vez, acabei procurando uma análise pessoal, ao mesmo tempo que, levada por um amigo, escolhi um curso de especialização no Instituto Sedes Sapientiae, famoso por seus cursos na área *Psi*. Depois de cursar um ano da "Psicoterapia Psicanalítica", uma espécie de *pot-pourri* de linhas psicoterapêuticas diversas, percebi que era o velho Freud e sua psicanálise que mais me instigava e entusiasmava – um pensamento radicalmente diferente do pensamento médico e do lugar comum que, na minha opinião, as "linhas" psicoterapêuticas que vieram depois não souberam sustentar.

Ingressei então no curso de Psicanálise, uma formação de quatro anos, cada vez mais fascinada por um modo de pensar a angústia humana por meio de mecanismos psíquicos complexos e minuciosos que, relativizando a cisão entre o normal e o patológico, faziam as grades psiquiátricas diagnósticas e a resposta farmacológica exclusiva parecerem paupérrimas.

Por causa do percurso na minha análise pessoal, um dia descobri, com espanto, numa conversa despretensiosa com minha mãe, que tanto ela como meu pai teriam feito Medicina se tivessem tido a oportunidade. Não me lembrava de ter ouvido isso antes de jeito nenhum – eis a origem do misterioso impulso que me levou a uma inscrição "precipitada" no vestibular para Medicina e também uma prova da força do inconsciente em nossas decisões.

Entretanto, nesse meio tempo, percebi que a residência de Psiquiatria não era afinal dispensável. Na época, pensei nisso mais como obtenção do título para ter acesso aos concursos para o serviço público, que me interessava bastante, mas a residência foi bem mais que isso. Acho que a grande vantagem de cursar uma residência é a alta exposição em pouco tempo a uma enorme casuística – no caso, nas enfermarias e ambulatórios do Instituto de Psiquiatria do HC –, o que nos proporciona uma experiência clínica assistida difícil de obter por outros meios. Também foi importante aprender a fazer um bom exame psíquico e me familiarizar com a farmacologia, pois considero o recurso aos medicamentos muitas vezes indispensável para certos pacientes, mesmo que nem sempre eu concordasse com as explicações etiológicas oferecidas ali.

Quando terminei a residência em Psiquiatria, prestei concurso para o Setor de Saúde Mental do Centro de Saúde do Butantã, ligado ao Departamento de Medicina Preventiva da USP. Era um serviço bem estruturado e havia a possibilidade de desenvolver pesquisas acadêmicas. Porém, notava-se ali certo acomodamento, a época de implantação já havia ocorrido há muito tempo e havia pouco interesse pela Psicanálise, que era meu foco principal numa época em que ainda era de descoberta. Fiquei ali por cerca de dois anos.

Desde o segundo ano da residência em Psiquiatria, para minha surpresa, fui convidada por dois professores para integrar uma equipe multidisciplinar. Era uma clínica particular dirigida a um público diferenciado e que não se encaixava bem nem no trabalho regular de consultório – consultas clássicas psiquiátricas ou psicoterapias – nem nos tratamentos que implicavam internações imediatas ou muito longas. A maioria dos pacientes era drogaditos e alcoolistas, mas havia também psicóticos e *borderlines*, histerias muito graves, alguns casos de anorexia etc. Trabalhei lá cinco anos, com uma equipe jovem, mas antenada, como psiquiatra e psicoterapeuta. Como o acompanhamento familiar era obrigatório nesses tratamentos, adquiri também experiência em atendimentos familiares, descobrindo como a dinâmica familiar determina ou no mínimo interfere nos sintomas de um paciente. Quando internávamos alguém, era por um tempo curto e visitávamos diariamente o paciente. Fazíamos também atendimentos domiciliares de urgência e "internações domiciliares". Era uma proposta de trabalho ousada que exigia muita versatilidade e agilidade. Nos fins de semana, nos revezávamos com um bipe e muitas vezes íamos atender uma crise familiar, uma recaída, um surto. Contávamos também com supervisões com psicanalistas dos mais interessantes da época e com reuniões clínicas frequentes.

Comecei a lecionar Psicanálise cedo, no Departamento de Psicanálise do Instituto Sedes, antes mesmo de concluir o curso de formação. Primeiro, no curso "Psicoses: concepções teóricas, estratégias institucionais", dirigido a profissionais da rede pública que trabalhavam então nos hospitais-dia, a menina dos olhos da administração da então prefeita Erundina. Eram cerca de sessenta alunos por ano, e esse curso durou uns seis anos, até a implantação do PAS, que desmantelou aquele tipo de assistência.

Mais tarde, tive a oportunidade de participar de um movimento que modificou a Clínica Psicológica do Instituto Sedes: uma clínica-escola que até então funcionava de um modo acéfalo, "oferecendo" pacientes para os alunos praticarem, mas sem uma noção de conjunto de serviço. Escrevemos um "Projeto Clínico-Ético-Político" que, depois de duras lutas internas, foi finalmente implantado. A clínica do Sedes passou a ter uma coordenação que acompanhava o percurso do paciente na instituição e dispositivos como as equipes clínicas, onde se distribuíam, se discutiam e se acompanhavam os casos. Fiquei cinco anos nesse projeto.

Depois das psicoses, o mesmo grupo de professores do Sedes voltou-se para os quadros que começavam a ser apresentados como "novos" nos simpósios médicos e logo na mídia, como a síndrome do pânico, a anorexia, os transtornos do sono, as toxicomanias e as depressões. Nosso objetivo era criar uma leitura psicanalítica para esses quadros, verificar o papel das profundas transformações sociais no surgimento ou na forma pela qual se apresentavam, tentando precisar em que medida isso era realmente "novo" ou apenas novas roupagens para antigas problemáticas psicopatológicas. Esse curso dura até hoje.

Também participei por sete anos como integrante da coordenação e como professora de um curso de pós-graduação em Psicopatologia, ligado à reitoria da USP, que esteve por alguns anos locado no IPQ-HC-FMUSP e depois migrou para a Faculdade de Saúde Pública, também da USP. Os objetivos desse curso eram apresentar um panorama diversificado e multidisciplinar da psicopatologia atual, em suas diferentes concepções, incluindo a visão psicanalítica, a Psiquiatria, um pouco de farmacologia e um olhar sobre as políticas de saúde mental.

Sou filiada a outra jovem instituição psicanalítica, o EBEP, sem fins de formação e centrado na pesquisa. Ali integro um grupo de estudos denominado *Femininomasculino* e outro cuja tarefa é conceder uma revista de psicanálise e cultura em moldes diferentes do tradicional.

Minha relação hoje com os anos de faculdade de Medicina é de certa gratidão: pela experiência profunda que adquirimos naqueles anos de convívio com o sofrimento alheio, com uma instituição poderosa e suas idiossincrasias, pela "janela" que ela oferece para entender nosso país e, por fim, pelos amigos que ganhei para a vida inteira. Acho que mesmo alguém que desista de vez da prática médica ou algo afim ainda pode ter uma vivência de muito valor para o que deseja fazer de sua vida depois. Se não tem certeza do que escolher como especialidade, experimente, erre, dê um tempo até as coisas tomarem forma para você.

Dá para ganhar dinheiro como psiquiatra e/ou psicanalista? Sim, principalmente se você se incluir nas forças acadêmicas aliançadas com os laboratórios, uma das indústrias mais poderosas de nossa época. Ou filiar-se a algum grupo psicanalítico que cultive uma visão mais elitista do exercício da Psicanálise.

No meu caso, optei pelo Instituto Sedes, uma instituição com preocupações sociais, cuja origem militante torna os patrocínios algo bem improvável – a remuneração pelas aulas e pesquisas que desenvolvo ali é quase simbólica. Porém, no Departamento de Psicanálise me encontro "em casa", com colegas e alunos que me ajudam a pensar questões que me apaixonam e me sinto sempre crescendo: estudo e escrevo muito e sempre há um assunto novo a pesquisar. Em 2000, publiquei um livro – o primeiro – sobre distúrbios do sono numa visão psicanalítica, além de ter muitos artigos e capítulos de livros publicados.

Depois do sono, meus principais objetos de estudo foram o humor e, atualmente, a masculinidade e a questão dos gêneros, a partir da crise das distribuições tradicionais de papéis sexuais, masculino e feminino. Tenho dúvidas se apenas organizo o resultado dessa pesquisa como um livro ou formalizo isso como projeto de mestrado ou doutorado. A Psicanálise, ao longo de seus mais de cem anos de história, se desenvolveu à parte das universidades, mas essa tendência vem se modificando nos últimos anos – nos centros universitários de Psicologia, é verdade, pois a Psiquiatria vem se afastando mais e mais do diálogo com a Psicanálise.

É preciso lembrar que a Psiquiatria e a Psicanálise são duas das últimas áreas que ainda podem ser exercidas – apesar da grande concorrência – como "profissões liberais", pois a voracidade dos convênios médicos ainda não tomou conta desse "filão". Por outro lado, não há "procedimentos" mais caros como os que existem em outras áreas, cirurgias ou intervenções menores, que constituem o grosso dos rendimentos de algumas especialidades. No meu caso, vivo principalmente dos rendimentos das consultas e das sessões de análise em meu consultório particular, que iniciei há mais de vinte aos e que há três instalei anexo à minha casa.

A clínica é minha outra paixão e considero um privilégio acompanhar as pessoas que me procuram – em crises agudas ou após muitos anos de tratamento psiquiátrico convencional – em sua busca por suas próprias escolhas. Não tenho emprego, nem a estabilidade e os benefícios que ele proporciona, nem pratico o nível absurdo de preços que certa psiquiatria e certa psicanálise fazem com naturalidade nos consultórios. Embora me divida entre a produção intelectual, o preparo das aulas, o cuidado com meus pacientes, a casa e minhas filhas, possuo uma liberdade relativa para fazer meus próprios horários e dosar a carga de trabalho.

Especialidade triste?

Maria Del Pilar Estevez Diz

Há alguns anos, estive no consultório de um colega neurologista. Após uma angustiante espera em uma sala com vários pacientes, alguns deles muito jovens e com as mais diversas sequelas neurológicas, ouvi, finalmente, chamarem meu nome. Entrei, então, para a consulta com meu amigo sorridente e gentil.

Neurologista – *Quanto tempo! Qual é mesmo sua especialidade?*
Eu – *Hematologia e Hemoterapia, mas o que eu gosto mesmo é de Onco-hemato.*
Neurologista (visivelmente surpreso e consternado) – *Como é que você consegue trabalhar em uma área tão triste?*
Eu (sorrindo em silêncio) pensei com meus botões: "Triste é o dia a dia do neurologista!".

Por que Hematologia e Oncologia (ou Cancerologia, nome oficial da especialidade, para ninguém ter dúvida do que se trata) são consideradas tristes? Quando cheguei à faculdade, meu único contato com a Medicina havia sido como paciente, em Puericultura, pois ninguém na minha família apresentara doenças graves e não conhecia a Hematologia, muito menos a Oncologia. De fato, um número grande de colegas, no qual eu me incluía, desejava especializar-se em Neuropsicocirurgia. Na verdade, não sei até hoje o que achávamos que era, havia uma grande discussão sobre internações e intervenções em Psiquiatria, mas o desconhecido atrai e a fantasia é sempre próxima da perfeição. Conheço vários psiquiatras, neurologistas e neurocirurgiões felizes com sua atuação, creio que nenhum deles foi candidato à Neuropsicocirurgia e estão satisfeitos com suas escolhas. Eu também estou satisfeita com as minhas.

Certa vez, em um texto sobre aptidão, vi uma definição interessante apesar de simplista do perfil do médico: um indivíduo com profundo interesse na resolução de problemas humanos. Claro que esse interesse na resolução dos problemas humanos não é exclusividade médica. Na Arquitetura, busca-se a resolução de problemas como moradia, espaços urbanos; no Direito, resolução de conflitos; na Engenharia, a base técnica. Mas, na Medicina, os problemas estão diretamente relacionados aos indissolúveis aspectos físicos e emocionais do indivíduo: as relações interpessoais se desenvolvem no limite, uma vez que a doença é um elemento de fragilização desse ser e, muitas vezes, o limite é dado pelo risco real ou potencial de morte. Apesar de o paciente ser um sujeito único e indissolúvel, com o avanço do conhecimento, tornou-se necessária a escolha do conjunto de problemas em que atuaremos. Tradicionalmente os problemas são agrupados em sistemas (Gastroenterologia, Endocrinologia, Ginecologia etc.) e não é fácil, quando escolhemos a futura especialidade, confrontar-se com o "esquartejamento" desse ser único.

Como ainda ocorre, o contato com os pacientes era mínimo nos primeiros anos do curso e as especialidades só seriam apresentadas de forma mais concreta após o terceiro ano. Como seria de se esperar, os bons cursos despertavam interesse pela área, mas o contato com os pacientes, ainda que pequeno, foi decisivo no meu processo de escolha.

O primeiro princípio utilizado foi o da exclusão. Um bom exemplo foi o desconforto experimentado no contato com as mães na Pediatria. O atendimento na Puericultura era ótimo, mas e quando as crianças ficavam gravemente doentes? Difícil lidar com o sentimento de impotência e tristeza frente a esse conjunto mãe/criança e com envolvimento emocional excessivo. Pediatria, não!

A cirurgia era fantástica. Médicos sempre de branco, atarefadíssimos, jamais com dúvidas, decisões imediatas, alta resolutividade.

O protótipo do médico que salva! Por outro lado, as mulheres não eram necessariamente bem-vindas nesse meio. O tratamento educado e cortês com as alunas durante a cirurgia, em um ambiente em que praguejar e jogar instrumentos no colega, literalmente, fazia parte da rotina, era uma das demonstrações de que não éramos consideradas aptas para esse tipo de trabalho (se bem que isso até poderia ser um desafio). Vários plantões, muitas urgências... Não era bem isso que eu queria para o futuro.

As áreas clínicas, com um intenso relacionamento com os pacientes, passaram a ser muito mais atraentes. A primeira decisão a ser tomada era especializar-se ou não. Parafraseando um amigo, tratar *common diseases* ou não. No início da década de 1980, a formação de especialistas ainda era um processo em desenvolvimento, a residência médica passava pelo processo de regulamentação e havia vagas em programas de residência para apenas 20% dos egressos das faculdades médicas. A especialização não figurava um determinante para a empregabilidade, mas era certamente um diferencial no mercado de trabalho. O curso médico ainda podia ser considerado terminal, tanto do ponto de vista da legislação quanto do ponto de vista do conhecimento necessário para o exercício profissional.

Formada por uma escola com alto grau de especialização, é natural que eu tenha optado por esse caminho, naquele momento, a residência em Hematologia. Uma especialidade clínica com particularidades interessantes: primeiro, certa proximidade com o perfil das áreas cirúrgicas, ou seja, na Onco-Hematologia, a gravidade do estado clínico do paciente exige rapidez na definição do diagnóstico e instituição do tratamento e, em segundo lugar, a participação direta no diagnóstico a partir da leitura das lâminas dos esfregaços de medula ou do sangue periférico.

A disciplina tinha como professor titular um dos médicos que trouxe a especialidade para o Brasil e, apesar das neoplasias serem relativamente raras, formava especialistas na faculdade, diferente da Oncologia, que não tinha sequer programa de residência no Hospital das Clínicas. Naquela época, o exercício profissional ainda era altamente paternalista. Lembro-me bem das visitas à beira do leito em que os diagnósticos eram solenemente proferidos em siglas, LMA, LLA. Eram travadas longas discussões sobre prognóstico, diagnóstico diferencial, como se o paciente não fosse o principal interessado e não compreendesse nada do que era dito. Além do mais, o paciente geralmente não era informado de que tinha câncer e, quando o médico se via pressionado pelo paciente que havia compreendido o significado da sigla, a resposta era algo do tipo: "De fato é um tipo de câncer, mas você tem sorte, se fosse possível escolher, eu escolheria esse tipo!".

Naqueles tempos, o setor público era o grande empregador de médicos na cidade de São Paulo e era natural que o especialista atuasse também como clínico. Entretanto, na Hematologia, houve uma grande expansão do mercado de trabalho com a regulamentação dos bancos de sangue. É incrível, mas, antes da regulamentação, não era necessário nem ser médico para ser dono de um banco de sangue. Hoje é difícil imaginar a precariedade de tal serviço prestado por alguém sem qualificação.

Em certa ocasião, fui trabalhar no banco de sangue de um hospital que estava sob intervenção governamental por causa do atendimento precário. Os antigos "técnicos" desse banco de sangue mal conheciam os grupos sanguíneos e foram substituídos por uma equipe qualificada. Não posso esquecer um domingo em que cheguei ao serviço e encontrei um time inteiro de futebol de várzea, todos suados, alguns alcoolizados, aguardando para doar sangue para um recém-nascido para uso imediato em exsanguíneo transfusão. Os novos técnicos estavam perplexos e ninguém sabia explicar direito como os "atletas" haviam sido chamados. Quando impedi a doação, explicando por que seria inadequada a doação naquelas condições, ninguém entendeu, ficaram muito decepcionados, afinal de contas eram doadores cadastrados e contavam que já haviam doado sangue em situações semelhantes.

Com a descoberta do HIV, a regulamentação se impôs e a especialidade cresceu, porém, conforme seria de se esperar, os postos de trabalho logo foram preenchidos enquanto a formação de especialistas continuou em grande escala, com um desequilíbrio importante entre o número de profissionais formados e a necessidade do mercado de trabalho. Afinal, as doenças comuns em Hematologia são geralmente vistas pelo clínico e as doenças malignas são raras. Além disso, os bancos de sangue têm uma demanda finita de pessoal e isso pode ter contribuído para que muitos colegas mudassem de especialidade.

A rotina do onco-hematologista era bastante dura. Com o transplante incipiente e um arsenal de quimioterápicos restrito, a possibilidade de cura entre os adultos era muito pequena. Brincava com meus colegas que o nosso dia a dia era suportável, porque apagávamos da memória os casos mal-sucedidos, e nas conversas só mencionávamos os sucessos terapêuticos. Um modelo de memória muito seletiva para a preservação da saúde mental dos próprios médicos. Entretanto, apesar de trabalhar também com hemoterapia, eu experimentava maior satisfação pessoal e profissional na área clínica, especialmente no trabalho com pacientes oncológicos. Creio que novamente a relação com o paciente mostrou-se um determinante para a satisfação profissional.

A Oncologia, especialidade que abracei a seguir e que de fato exerço atualmente, possibilitou que minha atenção se voltasse exclusivamente para pacientes portadores de câncer. Não culpo o colega neurologista pela observação consternada. Apesar de ser uma especialidade com grande desenvolvimento tecnológico nos últimos anos, o objeto de trabalho é um conjunto de doenças as quais têm em comum a possibilidade de o desfecho ser a morte. A imagem de uma especialidade sombria está consolidada entre os mais velhos em toda área de Saúde e a não possibilidade de cura em várias situações pode ser vista, equivocadamente, como um fracasso, principalmente quando temos como paradigma da Medicina a cura.

Contudo, vale a pena lembrar que, excluindo o tratamento de infecções, não curamos praticamente nada em Medicina, mas dificilmente associamos aquilo que não curamos à morte, por mais paradoxal que seja. Podemos prevenir doenças infecciosas com vacinas, podemos minimizar danos com a insulina, mas definitivamente não curamos a maioria dos males.

A palavra "carcinoma" foi cunhada por Hipócrates ao descrever uma paciente com câncer de mama. Desde então, a doença é associada à morte. Historicamente, a coleta de dados sobre câncer era baseada em dados sobre a mortalidade. A partir da observação do aumento da incidência dos casos na Inglaterra e na Alemanha, países com elevada industrialização, no final do século XIX passou a haver um interesse especial na investigação de causas de câncer. Nessa ocasião, mais precisamente em 1899, Dr. Alexander Katz, em Hamburgo, demandou a necessidade de uma estatística sobre câncer, que descrevesse dados de personalidade e do ambiente em que pacientes com câncer estavam inseridos. A partir daí, diversos registros se constituíram para avaliar o problema na Europa. O Brasil, na década de 1940, tinha 30% da população em áreas urbanas, na década de 1960, 50% e, na de 1980, 70%, e esse percentual continua crescendo, associado à industrialização da zona rural. Com o combate e o controle de doenças infectocontagiosas e o aumento da expectativa de vida da população, é natural que o câncer tenha se tornado a segunda causa de morte (excluindo as mortes violentas) no país. É natural também que o interesse pela doença aumente, bem como a necessidade de formação de especialistas.

Dentro desse contexto, é compreensível que o leigo (e muitas vezes o médico que não conhece a especialidade) tenha uma visão tão negativa da Oncologia. Contudo, creio que o primeiro exercício a ser realizado para trabalhar nessa especialidade é a mudança do paradigma da cura. Essa é uma área em que o objetivo a ser alcançado deve ser individualizado, e o melhor possível depende do diagnóstico, do estágio, das condições clínicas e dos recursos disponíveis. Entre adultos, a meta do tratamento é, se possível, curar, mas sempre minimizar sofrimento.

Como vários oncologistas da minha geração, tive uma formação em Oncologia desorganizada e com elevada dose de autodidatismo. Em todo caso, pelo menos uma das premissas do curso médico foi cumprida: a faculdade me deu os instrumentos para o aprendizado constante e o desenvolvimento de novas habilidades ao longo de minha vida profissional, condição indispensável para exercer a Medicina neste século. A minha inserção na nova especialidade se deu a partir do mestrado, um caminho não muito comum, mas que contribuiu para conhecer alguns aspectos da carreira acadêmica, como o trabalho da pesquisa em laboratório, com características muito diversas da prática médica. No doutorado, optei por questões clínicas. Admiro os profissionais que se dedicam ao trabalho na bancada, pois, sem eles não há desenvolvimento tecnológico, mas definitivamente meu ambiente natural é à beira do leito. Posteriormente, me submeti à prova do título, afinal você não pode se declarar especialista por profissão de fé, alguém tem que avaliar e confirmar sua capacidade técnica.

A Oncologia hoje é uma especialidade em franco desenvolvimento: alta incidência de câncer, muitas alternativas terapêuticas, mercado de trabalho em expansão. Além disso, alguma confusão. Como uma das especialidades mais jovens da Medicina, é comum nos depararmos com médicos que, sem nenhum preparo, se julgam capazes de exercê-la. Afinal, os protocolos de tratamento estão em todos os livros, há uma grande propaganda da indústria minimizando os efeitos colaterais das novas drogas, como se fossem inócuas, além da impressão de que, como os medicamentos são de custo muito elevado, todos os oncologistas são milionários. Apesar de muito presente, a discussão da relação custo-benefício muitas vezes é conduzida de maneira superficial. Por vezes, a defesa de determinado tratamento é feita sem levar em conta o benefício esperado, e com frequência enfrentamos dificuldades no financiamento de tratamentos com benefício comprovado.

Esses estereótipos e dificuldades infelizmente ofuscam aspectos essenciais da Oncologia: uma especialidade moderna exercida hoje com base em evidências, em que você tem que saber exatamente o que esperar de cada tratamento para realizar a melhor escolha em comum acordo com o paciente. Uma especialidade com grande investimento tecnológico e grandes avanços do ponto de vista de possibilidade de cura, de resposta terapêutica ou de aumento da expectativa de vida. Mas, também, uma especialidade em que a discussão de qualidade de vida, medida de forma objetiva, com o desenvolvimento de novas estratégias de tratamento, vem ganhando espaço significativo. Afinal, o objetivo do tratamento é melhorar as condições do paciente, não o contrário. É uma especialidade em que a relação entre médico e paciente, e sua família, se desenvolve com grande intensidade.

O paciente com câncer tem medo da morte. O médico também. Nos últimos anos, temos observado um aumento da expectativa de vida em diversos tipos de câncer por vários fatores, desde o diagnóstico precoce até um conjunto de tratamentos mais eficientes. Em nosso país, observamos um aumento da mortalidade por neoplasias malignas e um aumento da informação da população, que busca incessantemente o melhor tratamento. Nesse contexto, a relação com o paciente com câncer é bastante delicada, especialmente em tempos de livre arbítrio, em que o paciente é chamado a participar ativamente do tratamento e das decisões. É necessário alcançar o equilíbrio entre a informação correta, sem subterfúgios ou mentiras, e a estabilidade emocional do paciente. Uma relação de confiança só se desenvolve a partir da verdade, mas é claro que a verdade pode ser dita com diferentes palavras, com diferentes posturas. A sensibilidade para encontrar as palavras corretas e o momento correto fazem toda a diferença. Entender o relacionamento do paciente com a doença e as palavras é fundamental.

Há alguns anos acompanhei um paciente com leucemia crônica. Ele sabia todos os dados referentes ao tratamento e à doença, era capaz de repetir corretamente todos os quimioterápicos que usara e os últimos hemogramas em detalhes, porém dizia que tinha "anemia". Certa vez, após um episódio de hematúria, fizemos o diagnóstico de carcinoma de bexiga. Expliquei cuidadosamente ao paciente o diagnóstico e o plano terapêutico. No dia seguinte, sua filha me telefonou, muito apreensiva, pois o pai havia comunicado meu diagnóstico de "carne esponjosa na bexiga" e minha proposta para uma "raspagem". Ele era sem dúvida um paciente criativo que encontrou em uma figura de linguagem uma forma de comunicação menos dolorosa sem, contudo, fugir da realidade. Extremamente colaborador e consciente de seu tratamento, esse paciente faleceu em função de sua "anemia", mas foi curado da "carne esponjosa".

Outros, menos frequentemente, têm um raciocínio quase cartesiano. Acompanhei alguns pacientes que durante um longo período desenvolviam gráficos com os níveis sérios de marcadores tumorais, por exemplo. E me apresentavam os gráficos a cada consulta. A maioria deles nunca conseguiu entender que por mais que a Medicina trabalhe com probabilidades, ela não é uma Ciência Exata. Infelizmente, nem sempre há uma correlação direta entre os marcadores e o tumor, e muitas variações nos exames de sangue ou mesmo de imagem não possuem significado que possa ser utilizado com finalidades terapêuticas.

Acompanhei um paciente jovem, extremamente gentil em suas atitudes, com uma doença metastática em franca progressão. Nunca deixou de perguntar sobre minha família, minha casa, meus cães e gatos, mesmo quando se encontrava muito sintomático. Em uma de suas internações, quando eu mesma já estava esgotada com as dificuldades para controlar os sintomas e tinha dúvidas se não estaria exercendo uma Medicina fútil ou obstinação terapêutica, fui chamada ao término da visita para um "comunicado importante". Sentou-se na cama com algum esforço e, com o semblante sério, mas sereno e sorridente, me disse que achava muito válidas todas as tentativas para tratar sua doença e que gostaria de agradecer os milhares de minutos a mais de vida que essas tentativas haviam propiciado. Bem, ele saiu da internação com os sintomas controlados e eu com a certeza de que a intensidade do tratamento deve ser sempre balizada pelo desejo do paciente, desde que estejam claras as possibilidades. Não temos o direito de desistir de nenhum paciente.

É claro que essa perseverança no tratamento não tem nada a ver com obstinação terapêutica, mas sim com a compreensão de que a cada momento temos um papel diferente a desempenhar. Pode ser o de aumentar as chances de cura, de controlar a doença, de aliviar os sintomas ou simplesmente o de acompanhar momentos difíceis.

Mas, afinal, e a família como fica? Meu marido também é médico-cirurgião. Minha filha mais velha optou por uma área das Ciências Humanas. Até os sete anos de idade dizia que seria médica, ideia abandonada há muito tempo, a qual ela nega veementemente. Fico feliz por ela ter grande identidade com sua atual escolha. Minha filha mais nova ainda não sabe o que deseja para o futuro, em princípio Medicina, não. As duas queixam-se do humor um tanto quanto mórbido dos pais e de piadas sem graça, próprias de médicos, segundo suas palavras. Com pais com especialidades que demandam muita atenção para os pacientes é natural que sobre pouco tempo para o lazer com a família e com frequência o jantar é interrompido por um telefonema. Em determinados momentos, isso pode ser o determinante para detestar uma profissão. Entretanto, tenho certeza de que não é a especialidade que determina essa dinâmica, mas o fato de como nos inserimos na profissão.

Passamos muito tempo no trabalho. Se ele não for fonte de satisfação, torna-se um fardo insuportável com o passar dos anos, insuportável para nós e em consequência nos tornará insuportáveis para os pacientes que atendemos e para as pessoas que nos cercam. A escolha da especialidade deve respeitar características pessoais e anseios. Não ter medo de mudanças é fundamental, assim como não perder de vista que o objeto do trabalho é o bem-estar de um terceiro, o paciente. O reconhecimento vindo do cumprimento desse objetivo é extremamente gratificante.

Hoje, eu não responderia com silêncio à pergunta de meu colega neurologista. Todos nós sabemos que o ser humano tem uma capacidade infinita de adaptação e que as expectativas mudam de acordo com as possibilidades de cada um. Nenhum de nós trabalha em uma especialidade triste, desde que proporcionemos o melhor de nós e o melhor da especialidade para os nossos pacientes.

Cardiologia

Bruno Caramelli

Recebi uma série de itens ou dicas previamente elaborada e que deveria me servir de roteiro para este texto. Conversando e entendendo melhor o projeto, percebi que, se o fizesse sob a forma de um texto corrido, este depoimento – foi assim que encarei o convite para escrever sobre a vida do médico cardiologista – se tornaria mais espontâneo e por isso mais autêntico.

A escolha da especialidade não é uma decisão muito clara, com começo, meio e fim. Com o tempo estabelecem-se algumas explicações, mas acredito que muitas delas não são verdadeiras, mas sim fruto de fantasias. Poderia encerrar a narrativa com a simples explicação de que meu pai era médico cardiologista e costumava ir ao hospital com ele nos fins de semana. Lembro-me de uma tirinha do jornal *O Estado de S. Paulo*, nos anos 1970, que contava a experiência do Feiticeiro com uma doença. Deitado na cama, abatido e emagrecido, recebe a visita de uma mulher (sua esposa?). Para a surpresa dos leitores, o Feiticeiro pedia à mulher que chamasse o cardiologista, provavelmente refletindo o hábito daquela época quando os cardiologistas, acostumados a vivenciar situações de emergência, eram sempre muito rápidos e atenciosos com seus pacientes – será que ainda o são? A tirinha do Feiticeiro no jornal encheu de orgulho meu pai e a mim também, tanto que ainda a tenho guardada com carinho – mas não acho que tenha sido fundamental. Honestamente, a companhia dele e o delicioso pernil servido aos sábados na sala dos médicos do Hospital Samaritano em São Paulo devem ter tido papel mais importante.

Mais correto seria dizer que a decisão é multifatorial. Quando diversos fatores atuam contemporaneamente, é muito difícil estabelecer o momento exato em que o limiar decisório foi ultrapassado ou, em outras palavras, em que o conjunto de informações e de experiências foi suficiente para a escolha da especialidade a ser seguida. Não foram poucos os amigos e alunos que mudaram de ideia e prestaram outro exame de residência depois de parte do caminho andado. Ainda me pergunto se escolhi a especialidade certa, se não existem outras áreas da Medicina em que teria mais prazer ou interesse em atuar. Cheguei à conclusão, em todos os casos, incluindo no meu próprio, de que os exemplos mais felizes são aqueles das pessoas que vivenciaram o processo, que conviveram com a dúvida e que não cederam ao primeiro impulso, à primeira e aparentemente mais tentadora combinação de fatores.

A primeira vez em que pensei na profissão foi na adolescência. Tinha lá uns 14 ou 15 anos e uma admiração natural pelo irmão mais velho. Além do *rock-n'-roll* e da prática do surfe, fui contagiado por sua paixão pela Matemática e pela Física. Meu irmão tinha acabado de entrar na faculdade, na verdade duas ao mesmo tempo, e eu presenciava com admiração quase religiosa as conversas teóricas e profundas, em ambientes ecléticos como a areia da praia, onde teoremas eram demonstrados e os pés serviam de apagador. Mas a vida tomou outro rumo, com a morte prematura de meu irmão e de meu pai. No dia do velório, enquanto perambulava pelas escadas do Hospital Samaritano, disse a mim mesmo que dali pra frente minha vida estava decidida. Seria médico e cardiologista como meu pai. Para ajudar as pessoas e salvar vidas. Na verdade, acho que a vida a ser salva naquele momento era a minha própria, pois tinha acabado de perder, ao mesmo tempo, duas referências fundamentais para os meus 15 anos de menino. Com essa convicção e com um desempenho acadêmico muito bom, entrei na faculdade de Medicina sabendo por qual porta sairia. Mais do que qualquer outra coisa, essa decisão me deu tranquilidade.

Na faculdade, as experiências com os professores, assistentes e médicos residentes foram importantes, embora, no meu caso, não tenham mudado o final da história. Lembro-me de aulas e de diagnósticos brilhantes, de exemplos de ética, conduta e raciocínio clínico na prática médica e de alguns desapontamentos e frustrações. Acredito que esse tipo de contato deva ser estimulado, pois existem formas de transmissão de conhecimento que ultrapassam a capacidade dos livros, artigos e internet. Foi nesse importante contato diário, no corpo a corpo com pessoas mais experientes, que fui percebendo a curiosidade de um, a garra de outro, o respeito profissional, a insegurança diante de uma nova situação, as dificuldades do mercado de trabalho e o prazer de um tratamento bem-sucedido. Nesse ambiente foi sendo formado e moldado o meu patrimônio cultural médico.

Sempre gostei de escutar conselhos, histórias e experiências. Pouco antes do final da residência, um médico assistente com quem tinha amizade me falou que a Cardiologia tinha uma vantagem sobre as outras especialidades: o plantão. Por mais concorrido que fosse o mercado de trabalho, o conhecimento diversificado do cardiologista lhe permitiria encontrar um plantão para trabalhar, no pronto-socorro ou em alguma UTI. Não sei o quanto de real existia ou ainda existe nessa frase, mas o convívio atual com os recém-saídos da residência me sugere que, proporcionalmente, o valor do plantão caiu muito e o volume de trabalho tomou a direção oposta.

Em outro momento, um colega mais velho, já no final da residência, me aconselhou a tomar cuidado para não colocar todos os ovos na mesma cesta. Em outras palavras, referia-se à necessidade de manter abertas diversas oportunidades profissionais após a residência – contatos, empregos e plantões em hospitais diferentes. Caso tivesse o "tapete puxado" em um, ainda teria o outro emprego. Com o tempo, dizia ele, "as posições irão se consolidar e você poderá se manter em um ou em dois locais preferenciais". Curiosamente, o colega que me deu esse conselho está até hoje com diversos empregos e já mudou diversas vezes de local de trabalho. Não quero dizer que o conselho era errado, nem que é preciso usar conceitos experimentais para a escolha do futuro profissional, esperando evidências sólidas de qual o melhor caminho a seguir. Infelizmente, não me parece possível atingir esse grau de previsibilidade.

Parece-me bem apropriado dizer que o melhor caminho continua sendo seguir o coração. Ao finalizar a faculdade, o indivíduo já tem uma ideia razoável da área da Medicina que lhe interessa ou lhe agrada mais. O perigo reside em acreditar que as condições do mercado irão se manter constantes ao longo do tempo, até que se completem a especialização e o início da experiência profissional. Com o tempo, aprendi que constante mesmo (*pero no mucho*) é o prazer por um trabalho benfeito e que traga benefício para o paciente.

A residência foi um período duro e cansativo. A exemplo do que ouço dos residentes com quem tenho contato hoje, eu me sentia dividido entre o tempo curto para ver os doentes e me manter por dentro de tudo o que havia de mais novo sobre Fisiopatologia, Diagnóstico e Tratamento. Isso sem contar o tempo pra fazer outras coisas, fora da Medicina. Muito mais tarde, percebi que valeu a pena. E que mais um conselho que recebi de um professor no InCor estava certo: "Aproveite para ver os pacientes agora e aproveite ao máximo. Nunca mais você terá quinze ou dezesseis pacientes sob sua inteira responsabilidade. Você poderá ler e estudar pelo resto da vida".

O papel da residência na formação do médico é fundamental, não só pela experiência prática com pacientes, mas pelo contato com profissionais experimentados. Ambos confluem e se misturam para a construção do currículo (conhecimento) médico. O estudo e a leitura complementam a formação. Contudo, existe uma variável mais complexa e difícil de medir, que também é conhecida por currículo oculto. É a forma de conhecimento que é adquirida de outras maneiras: pelo contato, pela observação dos pacientes e dos médicos mais experientes. Hoje em dia, quando assistimos à desvalorização da residência médica no Brasil, é importante salientar que o aprendizado e a construção do currículo oculto fazem de uma residência de qualidade uma etapa insubstituível na formação de um bom médico.

Depois da residência os caminhos se dividiram. Eu podia cair na vida como se diz (ou se dizia) e entrar no mercado de trabalho. Isso significava, na época, plantões em algum pronto-socorro ou UTI e ir tocando, aos poucos, o consultório médico, na esperança de que ele crescesse e me desse certo grau de autonomia. As alternativas incluíam ir ficando pelo InCor e tornar-me um médico *in*sistente. A brincadeira com as palavras "assistente" e "insistente" traduzia bem as tarefas associadas ao cargo: nenhuma remuneração e muito trabalho. No fim do túnel, estava a perspectiva nem sempre realizada de uma contratação, da pós-graduação e, quem sabe, do ingresso na carreira universitária.

A partir deste ponto, este depoimento assume uma característica mais individual, com a descrição das minhas razões e de minhas opções. No meu caso, o gosto pelo ensino e pesquisa já na residência foram decisivos para a opção pela universidade. A dedicação e as circunstâncias institucionais, novamente aliadas a um pouco de sorte, fizeram o resto. Não me recordo de estudos ou de pesquisas que tenham comparado diferentes opções profissionais depois da residência médica e concluído qual seria a melhor delas em termos de remuneração, realização, prazer ou perspectiva de futuro. Embora essa pergunta seja dirigida a mim com frequência ao final do estágio de residência médica em Cardiologia no InCor, meu trabalho tem se concentrado em desmontar os mitos e os conceitos que considero incorretos ou inadequados.

A Medicina é uma área peculiar no meio universitário. Para aqueles que, como eu, optaram pela tríade ensino, pesquisa e assistência, a administração de múltiplas e contemporâneas funções requer organização e perseverança. E muita paciência! A necessidade de atuar em diversas áreas, principalmente para garantir uma remuneração nem sempre justa, aumenta as frentes de concorrência, em especial nas regiões metropolitanas, como São Paulo. No meu caso, há pouco menos de vinte anos, quando acabei a residência, a situação não era muito diferente. Tive de encontrar um espaço ou um nicho de atuação onde, ao mesmo tempo, poderia atuar nas três frentes e me desenvolver dentro da universidade e do mercado de trabalho. O conceito do nicho de atuação merece maior explicação. Não se trata simplesmente de procurar um tema ou uma área específica para especialização. Mais do que isso, significa encontrar um segmento inexplorado, um território de ninguém, que contenha ao mesmo tempo o charme do desconhecido e o fascínio de oferecer perspectivas de crescimento. É preciso certa dose de faro e, mais uma vez, paciência.

Essa sequência pode parecer uma evolução crescente e linear. Mas não é e nem foi assim comigo. As variáveis e as dificuldades envolveram questões familiares, financeiras, técnicas, emocionais e até disputas profissionais. Muitas oscilações e mudanças de humor e de rumo permearam os primeiros anos depois da residência, até as coisas me parecerem mais claras e definidas. Isso não quer dizer que sejam definitivas nem concluídas. Nem que este seja o melhor caminho. O mais importante é que considero muito interessante o que percorri até agora. E isso me deixou feliz. Esse é o ponto fundamental. A história poderia ter sido diferente, mas o que me pareceu decisivo para essa sensação envolveu talento, preparo, formação, prazer pelo que fazia e probabilidade. Como no caso dos critérios necessários para um diagnóstico se tornar mais provável, foram necessários investimento e esforço individual para aumentar a minha chance. Além de alguns sacrifícios. Pelo que tenho ouvido de meus alunos e residentes, atualmente a situação é a mesma. Cada indivíduo e cada época têm o seu perfil. Os nichos podem ser diferentes, mas ainda estão aí, com outras cores e com outros nomes.

Das profissões modernas, talvez a Medicina seja a que mais aproxima o homem de Deus. Em todos os sentidos: religioso, por lidar diretamente com o sofrimento e a falta de esperança, e filosófico, por fazer com que se possa mudar a ordem natural das coisas. Tratar com êxito um paciente dá uma sensação de poder irresistível, de plenitude divina. E a Cardiologia, por lidar com um órgão que interrompe a vida no instante em que para de funcionar, parece tornar este poder ainda maior e fascinante.

Logo depois do final da residência, atendi um rapaz jovem que, às vésperas de uma viagem com a esposa, teve um infarto e foi atendido por mim. Eles tinham ganhado a viagem de presente, uma espécie de lua de mel atrasada, pois na época certa estavam sem dinheiro e sem tempo. Uma semana antes da viagem, o infarto, o pronto-socorro e a UTI. Eu o conhecia da adolescência, tínhamos frequentado alguns amigos e ambientes em comum. Lembro-me de ter presenciado pessoalmente cinco ou seis paradas cardíacas do moço, duas no pronto-socorro e as outras na UTI. Participei do processo de reanimação, administrei choques elétricos e tudo o que sabia. Numa delas, eu estava em casa almoçando quando a médica residente de plantão me telefonou dizendo que ele tinha tido uma nova parada cardíaca e que estavam fazendo a reanimação há vários minutos, sem sucesso. Gritei ao telefone para não parar até que eu chegasse. Na época, era o médico assistente responsável pela UTI e isso me conferia a autoridade. Morava, como hoje, perto do hospital e para lá corri. Participei de mais esta reanimação cardiorrespiratória, que foi a última. Passados dezoito anos, estamos mais velhos, eu e ele. Curiosamente, meus cabelos são mais brancos do que os dele. Quando nos vemos, sinto uma cumplicidade no ar. Passamos uma rasteira no destino e pregamos uma peça no futuro. Valeu.

Assim que as sementes plantadas germinaram, larguei os plantões. O consultório começou a crescer e as condições financeiras melhoraram. Eu já estava casado ao final da residência e, nos primeiros anos, tive de aumentar o número de noites fora de casa. Contei os dias e meses que faltavam para atingir a autonomia. Quando os meninos nasceram, dei novamente vários "plantões", pois a diferença de idade entre os dois era pequena e várias vezes nos vimos acudindo e ninando no meio da noite. Cada um com seu pacotinho no colo. Mas era diferente, mais dirigido. Até hoje não me incomodo em ser chamado no meio da noite, sair de casa e ir ao hospital para ver um paciente. Acontece menos nos dias de hoje, mas não desapareceu. Às vezes, tenho de socorrer em casa porque alguém teve um pesadelo e acordou assustado. Esse atendimento pessoal, dirigido a um paciente especial, é mais agradável e eu o vejo como parte integrante da relação médico-paciente estabelecida no consultório.

À medida que o atual sistema de saúde privada foi sendo implantado no Brasil, a Medicina sofreu importantes prejuízos em seu lado humano. Em função do crescente aumento do custo do tratamento, da sofisticação dos métodos diagnósticos, aumento da idade da população e demanda por maximização dos lucros, o panorama mudou profundamente. Diante da política de metas, cotas e pacotes de tratamento, as relações entre os componentes do tripé médico-paciente-hospital foram sendo engessadas. A tal ponto que o aprimoramento da relação médico-paciente se tornou um artigo de luxo, um nicho de atuação importante para novas ideias.

No presente momento, com carreira universitária desenhada e amparada em uma atividade acadêmica sólida, tenho refletido muito sobre possíveis intervenções na relação com os pacientes, em como torná-la mais leve e sincera. É possível que essa nova reflexão esconda um grande viés: o medo de que, com o meu envelhecimento, precise de médicos bons e atenciosos. Prometo refletir também sobre isso.

Eu, psiquiatra

Emmanuel Nunes de Souza

Neste capítulo, pretendo alinhavar algumas considerações acerca da questão da identidade médica, tendo como pano de fundo o conjunto dos depoimentos reunidos neste livro, as leituras que fiz acerca do tema, o material relatado por estudantes de Medicina e por médicos residentes nos atendimentos que realizo no Grupo de Assistência Psicológica ao Aluno da Faculdade de Medicina da Universidade de São Paulo. A elas, somo, principalmente, minha experiência pessoal como estudante e médico, para "fazer trabalhar" os conceitos relacionados ao tema da identidade médica, conforme ocorreram ao longo de minha vida.

Tendo completado 50 anos, ouvido muitas histórias de vida e me acostumado ao exercício constante de rever-me em supervisões e análise pessoal, tarefas indispensáveis a quem pretenda dedicar-se à Psicanálise a fim de não misturar seus próprios problemas com os dos pacientes, terminei por tomar gosto pelo relato memorialista. Não me constrange a exposição nem acho um exercício inútil, pois, afinal "se queres conhecer o outro, conhece primeiro a ti mesmo". Não penso em fazer aqui uma autoanálise a "céu aberto". Meu relato ficará em alguma região entre a "pele" e as "vísceras psicológicas", apenas o suficiente para destacar alguns pontos que sirvam de balizas onde se possam assentar os conceitos da identidade médica.

O ponto de partida são as fantasias e os jogos infantis, que realizam, no plano da imaginação, o desempenho de alguma profissão.

As crianças podem acalentar muitas fantasias profissionais ao mesmo tempo, sem dar importância às contradições ou às impossibilidades daí resultantes. Não me recordo de ter fantasias de ser médico durante minha infância e adolescência. Já cursando o segundo grau, lembro-me de imaginar-me escritor, ator, músico e até – coisa estranha que jamais levei a sério – padre. Acho curioso lembrar-me desses devaneios vendo-me padre, pois, àquela época, eu havia me tornado um fervoroso ateu – tolice infantil que só muito depois pude corrigir. Havia na fantasia de ser padre uma grande satisfação com a ideia de ser bom, de só fazer o bem, ajudando os outros e esquecendo minha própria pessoa (o que por vezes, quando algum evento desafortunava minha vida, era muito conveniente). Sempre permaneceu obscuro para mim o porquê da decisão pela Medicina. Muito provavelmente – o que só recentemente ficou claro para mim – a razão se deva a que a pobreza de fantasias em minha infância tenha sido uma reação à "riqueza dos fatos".

Tive largo contato com a Medicina e com o Hospital das Clínicas durante minha primeira infância. Nasci com um tumor facial, um hemangioma, que deformava o lado esquerdo de meu rosto. O tratamento consistia em aplicações de alguma substância que embolizava as comunicações arteriovenosas, fazendo regredir, gradativamente, a tumoração. O processo atingiu o êxito por volta dos meus 5 anos de idade, quando, finalmente, pude contemplar meu rosto livre da nefanda deformidade. Não retive na memória os nomes dos meus benfeitores. Poucas lembranças restaram desses acontecimentos, senão imagens confusas do angustiante saguão de espera e as aflições que as injeções me causavam. A única imagem nítida de que me recordo é a de um médico, que à época me pareceu velho, mostrar a mim e à minha avó, que era quem me acompanhava no longo périplo de Santana ao Hospital das Clínicas, sete rostos esculpidos em gesso representando as etapas da regressão tumoral. Se essa cena aconteceu realmente ou se representa alguma "falsa recordação", coisa tão comum na infância, nunca saberei, pois minha avó faleceu há mais de vinte anos e, infelizmente, não posso confirmar os fatos. Disso tudo restou a convicção de que a Medicina contribuiu para a formação de minha identidade muito antes que eu pudesse (conscientemente) construir qualquer identidade de médico.

A escolha pela Medicina pode ser influenciada pelo meio ambiente, pelo desejo explícito dos pais ou pelo exemplo de médicos entre os familiares. A Medicina continua sendo a profissão de maior prestígio e credibilidade social. Associam-se à figura do médico ideais elevados de moralidade e altruísmo, mesmo em um país como o nosso, onde são tão graves os problemas de saúde pública. As expectativas da população, o interesse dos jovens pela profissão e a satisfação das famílias, quando um dos filhos se decide pela Medicina, são, ainda, de boa monta.

Não sofri pressão de meus pais ou parentes para seguir a Medicina, embora meu pai fosse obcecado pela ideia de ter um filho "doutor", o que em sua visão significava seguir Direito, Medicina ou Engenharia. Lembro-me de um período, por volta dos 10 anos de idade, em que meu pai divertia-se comigo, contando que, quando eu era pouco mais que uma criança de colo, meu apelido era "filósofo". Dizia-me que eu era capaz de acertar a marca de quase todos os carros que avistasse.

"Filósofo!", repetia, e entregava-se a gostosa risada. Agradava-lhe a ideia de que seus filhos cultivassem gosto pelo estudo. Ele também fora devotado ao ensino por causa de sua mãe, que o enviara ao Seminário Católico da cidade de Salvador. Nascido no interior do Piauí, o mais velho de uma prole de treze filhos, seguiu o destino comum aos primogênitos: tornar-se padre, mas, se não fosse possível, tornar-se ao menos um homem letrado.

Meu pai deixou o seminário muito antes de realizar os votos, amealhou algum dinheiro com os familiares e veio tentar a vida em São Paulo. Arrumou emprego de escrivão de polícia, casou-se e teve quatro filhos, três homens e uma mulher. Nasci na Vila Maria, parto caseiro, segundo filho, numa época em que meu pai abraçara com fervor o espiritismo, daí o meu nome.

Minha mãe é filha de imigrantes portugueses. Cursou apenas o primário, mas, fato surpreendente, foi ao longo de toda a minha vida a pessoa mais dedicada à leitura que conheci. Os romances são sua paixão, devora desde a literatura mais vulgar até as obras dos grandes mestres. Foi por intermédio dela que passei a ler vários escritores que ainda são meus favoritos.

Outro ponto importante em minha identidade foi a rebeldia. Vivíamos os anos 1970, o regime militar e a era Médici. Mantinha-me, porém, bastante alienado aos fatos: embora ouvisse falar de algumas atrocidades, não sentia, ainda, aquela como uma guerra minha. A rebeldia me chegou por outra via. Se as notícias sobre os subterrâneos da ditadura eram escassas, por outro lado havia farta presença da chamada contracultura nos meios de comunicação. Havia um grande apelo para simpatizar com os ideais libertários dos *hippies*, com suas manifestações pacíficas e indolentes, suas roupas extravagantes, sua deserção da guerra e sua busca por uma pureza no amor e na realização sexual. Para desespero de nossos pais, eu e os amigos da época adotamos alguns adereços de vestiário e a longa cabeleira desses contestadores sociais. Havia mais apelo ao imaginário do que uma adesão real. Foram tempos de iconoclastia banhados por ecologismos, orientalismos e vários gurus. Em solo nacional essa paixão se dirigia aos tropicalistas, roqueiros e escritores *undergrounds*.

Estudei sempre em escola pública. O curso primário eu fiz num pequeno grupo escolar, e o ginásio e o colegial, em outra instituição. Quando se fala na escola pública de antigamente, logo alguém diz: "Era boa naquele tempo, não?". Não, não era. Embora fosse muito melhor que nos tempos atuais, não havia a menor chance de ser bem-sucedido em vestibulares para Medicina, e era inevitável, como no meu caso, fazer um ano de cursinho em separado.

A infância que parecia eterna de súbito escoou e, quando dei por mim, já contava perto de 18 anos e tinha que decidir-me por alguma profissão. Cogitei fazer Arquitetura, cheguei a fazer alguns meses de cursinho para essa área; porém, as aulas de ateliê (desenho artístico) mostraram-me que eu não estava destinado àquela carreira: a orientação espacial sempre foi meu "calcanhar de Aquiles". Após reorientar meus estudos para a Medicina, não tive mais hesitações.

Os primeiros anos de faculdade iniciam nova etapa na formação da identidade médica, e o fazem por meio da fundação de outra importante formação: a da identidade universitária. A construção dessa nova camada da "pele identitária", o período universitário, teve início com o trote. Os homens tiveram as cabeças raspadas, nesse ritual que mistura acolhimento e humilhação, sinalizando que algo novo devia germinar, que o mundo infantil ficara para trás. Um aspecto positivo dessa prática, que muitas vezes serve de veículo para perversidades, é "baixar a bola" dos novos alunos, surfando ainda nas glórias obtidas nos exames vestibulares e chamá-los à realidade, identificando-os como meros principiantes.

Outro ponto marcante nesse processo foi o curso ministrado pelo Prof. Carlos da Silva Lacaz logo no primeiro semestre, que versava sobre a história da Medicina no Brasil e no mundo. Lembro-me, muito vagamente, de que tivemos noções gerais sobre o momento de fundação da Medicina no Ocidente, a escola hipocrática, as vicissitudes desse projeto ao longo do tempo, os primeiros médicos brasileiros, a saga de Arnaldo Vieira de Carvalho culminando na criação da faculdade onde estávamos ingressando. Os elementos dessa tradição encontravam-se alegorizados nos mitos gregos ligados à Medicina, encarnados nas vidas exemplares dos grandes médicos e terminavam por se fixar na memória por meio dos muitos aforismos que o professor citava. Não só o conteúdo das aulas, mas as próprias maneiras e vocabulário utilizados pelo professor continham um forte elemento estético que o fazia encarnar a heráldica e a semiótica que expunha, transmutando-se ele mesmo em mais um personagem dessa mitologia. Embora eu reconhecesse ali a possibilidade de encontrar um lugar de filiação na longeva genealogia médica, o que não era pouco para alguém que se encontrava perdido e com poucas escoras para sustentar a identificação com a Medicina, havia, de fato, uma grande dificuldade imaginativa em me enxergar médico. Minha experiência precoce com a doença e tratamento médico fortaleceram uma identificação com o lugar do paciente; além disso, durante toda minha infância, os médicos foram vistos como figuras distantes e olímpicas, de outro estrato social. Permanecia muito grande o fosso entre mim e a Medicina, e os esforços do professor não eram capazes de promover a integração.

O que fez o papel de ponte veio através da rebeldia e do gosto pelas Artes. Encontrei a minha tribo nos porões do Centro Acadêmico. Havia naquela vida subterrânea uma efervescência que é difícil descrever para quem vive os dias atuais. Era tão diversificada a divisão de departamentos no Centro Acadêmico que não sei se lembro de todos. Havia a cooperativa, o departamento científico, o departamento de pesquisas médico-sociais, o Grupo Teatral Medicina, a biblioteca, o jornal *O Bisturi* e o departamento musical. Em 1977, ano em que entrei na faculdade, o governo do presidente Geisel se aproximava do fim. A ditadura militar dava sinais de enfraquecimento e já não eram tão comedidas as vozes que se erguiam pela democracia. O movimento estudantil organizado foi dos primeiros setores da sociedade a se manifestar publicamente após o período mais duro da ação repressiva do Estado. Durante o período de 1968 a 1974, deu-se o combate entre as forças militares e a guerrilha de esquerda. As organizações estudantis foram desmanteladas após as grandes manifestações de 1968, e voltariam a participar da cena política somente a partir de 1976.

O CAOC – Centro Acadêmico Oswaldo Cruz tinha forte engajamento na luta contra a ditadura militar. Desde o golpe militar, professores haviam sido afastados, alguns alunos, presos (um deles ainda se encontrava preso), e dois estudantes tinham perdido a vida. A discussão e a ação político-ideológica era o pano de fundo sobre o qual se organizavam as atividades do Centro Acadêmico. Várias tendências ideológicas estavam presentes, mas reunidas em duas frentes. A divergência se dava em relação ao modo como seria implantado o socialismo após a queda do regime militar: ou por meio da aceitação das regras do Estado capitalista, penetrando em sua estrutura e modificando-o por sucessivas reformas (era a chamada terceira via gramsciana); ou através da mobilização popular para a luta armada. Chamava-se a primeira de via reformista e a segunda, de via revolucionária. Eu liguei-me à via revolucionária. Àquela altura dos acontecimentos, graças a Deus, as ações armadas foram de todo abandonadas e a orientação era claramente pela ação política. As polêmicas e divergências eram incontornáveis, mas ao final todos se uniam sob a palavra de ordem: "abaixo a ditadura".

De feliz lembrança foi a minha participação no Grupo Teatral Medicina. Fazíamos de uma a duas montagens por ano. Preparávamos nas férias uma apresentação para os calouros, e era costume fechar o ano com outro espetáculo. Contratávamos diretores de teatro e fazíamos "produções coletivas". Escrevíamos os próprios textos, geralmente desenvolvendo histórias saídas na imprensa ou contos que selecionávamos. Dos autores consagrados, sem dúvida Brecht foi o mais encenado. Achei tão interessantes as possibilidades expressivas do teatro que, após tornar-me médico, frequentei por cerca de um ano o Centro de Pesquisas Teatrais ligado ao Sesc, o CPT. Tive que abandonar os ensaios, pois as demandas profissionais tornaram impraticável conciliar o tempo entre essas duas atividades. Apesar do ambiente neurótico e ansiogênico que experimentei naquelas plagas, o CPT tornou-se minha referência em teatro e estética em geral.

Há certa controvérsia em relação aos interesses mais comuns entre os estudantes que futuramente se decidem pela Medicina. A maioria dos autores aponta maior interesse pelos conhecimentos científicos e sociais. A curiosidade pelo funcionamento do corpo humano, o desejo de desvendar os mistérios acerca da natureza humana e de seu destino inevitável, a morte etc. são motivações conscientes que evidenciam os interesses científicos. Quanto aos sociais, o mais comum é se apresentarem através de diferentes formas de altruísmo. Essa elevada disposição do espírito, que se oferece generosamente para servir o outro, fornece sem dúvida ao médico grande satisfação pessoal, realizando assim um dos sentidos mais profundos da vida humana; por outro lado, a dimensão altruísta pode conduzir o médico à influência de ideologias moralizantes e culpabilizadoras, especialmente – o que não é raro entre médicos – se ele tiver a consciência moral (exigências superegoicas) por demais aguçada.

Outros autores, com os quais tenho mais afinidade, assinalam nos futuros médicos uma distribuição de interesses em três direções:

as Ciências, as Artes e as Letras e o Social. Essa orientação, para Schneider, "compreende, através de uma identificação amigável e apaixonada com os artistas e escritores, uma proximidade do homem e muitas vezes do paciente". Estou certo de ser esse o meu caso, e lamento que as provas vestibulares privilegiem a dimensão científica em seus exames, dificultando o ingresso daqueles com menor tendência competitiva e maior interesse humanístico.

Apesar do solo firme que encontrei no Centro Acadêmico e dos muitos laços que desenvolvi com outros estudantes de Medicina, prosseguia a dificuldade de imaginar-me médico. É difícil descrever os constrangimentos que sentia: achava um encargo muito pesado assumir responsabilidades sobre o destino dos outros e não desejava aproximar-me dos pacientes através do contato com seus corpos doentes, seus fluidos, secreções e sangue. Foi benéfico para meu desenvolvimento o fato, tão lamentado pela maioria dos estudantes, de não entrar em contato direto com pacientes durante meus primeiros anos de formação. Não senti qualquer problema em frequentar as salas de Anatomia: incomodava mais a ação irritante do formol sobre os olhos do que a visão de corpos desmembrados. Meu problema era relacionar-me com pessoas doentes, lidar com suas expectativas, poder causar danos ou fracassar na tentativa de curá-los. Alguns cursos ajudaram a encurtar a distância entre mim e a Medicina, notadamente quando tive contato com a atenção básica em centro de saúde. Eu reencontrava ali alguns elementos da paisagem de minha infância e sentia facilidade de contato com os pacientes: minha antiga fantasia de "ser padre" podia enfim atualizar-se.

O maior impacto que sofri foi quando cumpri os estágios de internato e passei pela experiência de perder alguns pacientes que acompanhava. Senti tal definhamento do espírito que cogitei abandonar a Medicina. Mas, como o mundo segue a mover-se indiferente às nossas hesitações, eu também prossegui.

Há muitas outras vivências durante meu período universitário que serviram de sustentação para completar minha formação e que, de um modo ou de outro, contribuíram para a formação de minha identidade de médico. Das mais agradáveis era o convívio na Associação Atlética Osvaldo Cruz. Uma grande tolice que chega até os nossos dias, mas que à época era muito mais intensa, era identificar os alunos entre "caoqueiros" e "atletiqueiros". Embora fosse mais visto como pertencendo àqueles do que a estes últimos, eu mesmo não criava qualquer barreira de contato, tendo usufruído ambas as direções. Lembro-me de manhãs ensolaradas passadas nos fins de semana na Atlética. Em meio a partidas de futebol de salão e banhos de sol na piscina, a vida parecia fluir de modo agradável e despreocupado. Cheguei a tentar jogar futebol pela faculdade; não era craque, mas também não era "cabeça de bagre". Infelizmente tive de afastar-me de minha principal diversão desportiva após sucessivas luxações em meu pobre joelho esquerdo.

Decidi ser psiquiatra no sexto ano do curso médico. Escolha só na aparência tardia, pois somente quando a fiz percebi que o assunto já estava decidido havia muito tempo. Há uma passagem engraçada em minha vida. Quando tinha 15 anos, não me lembro o porquê, entreguei-me à copiosa leitura dos livros de Freud. Creio que era para compreender-me melhor. O fato é que após meses de intenso esforço e sem qualquer orientação, dei-me por vencido, abandonando a leitura sem nada ter conseguido aprender. Apesar do rotundo fracasso, permaneceu em mim a certeza de que num outro momento da vida me entregaria a esses estudos. Sempre estivera presente o gosto por entender o funcionamento da mente humana. O principal que conhecia vinha por meio dos personagens da literatura. Em minha escolha pela Psiquiatria, também estava presente a fantasia de curar-me dos aspectos neuróticos de minha personalidade.

Lançando um olhar atual para aquele período, fico com a impressão de que a faculdade nos ofereceu bases sólidas de conhecimento técnico, mas deficientes em relação aos aspectos humanos envolvidos na Medicina. Essas falhas, no entanto, foram amplamente compensadas pela vivência acadêmica no Caoc e na Atlética. Permanece nos dias atuais a luta pessoal de não me desumanizar com as condições em que se pratica a Medicina em nosso país.

Antes de falar de minha formação na Psiquiatria, cabe lembrar que, após as festividades de formatura, um grande peso se abateu sobre mim, ameaçando minha espontaneidade. Depois de conquistar a identidade universitária e de obter o diploma de conclusão do curso, me dei conta de que agora eu era médico não só para mim mesmo, mas passara a ser visto como doutor também pela sociedade e tinha, portanto, que me entender com suas expectativas. No ato em que o Conselho Regional de Medicina acolheu-me entre seus pares, conferindo-me um número de inscrição, conferiu-me também uma identidade social: médico.

A identidade social de médico é o resultado do conjunto de representações e significados que o imaginário social historicamente atribuiu a esses profissionais, em confluência com a ideia que o médico faz de si mesmo. Ela é essencialmente exterior ao médico, que, ao diplomar-se, já a recebe pronta, devendo ele encontrar meios de realizá-la dentro de sua singularidade e criatividade próprias. Quando há concordância entre o que a sociedade espera do médico e a imagem que ele faz de si mesmo, tem-se um bom prognóstico para o desenvolvimento da relação médico-paciente; quando ocorre desencontro de expectativas, podem-se prever problemas nessa relação. Penso que as inquietações que experimentei nessa fase se deveram à grande idealização que fazia da figura do médico e a aspectos onipotentes mal-elaborados em minha personalidade. Minha onipotência se manifestava numa dificuldade de atender os pacientes, pois me sentia esmagado pelo que projetava serem suas expectativas e não tinha, de todo, me libertado da identificação que criara com o lugar de paciente. Havia ainda a se considerar o fato de que a formação em Medicina não se completa ao se concluir o período de graduação, pois torna-se indispensável cursar algum programa de residência médica para, enfim, adquirir as tão sonhadas autonomia e segurança profissionais.

Vale a pena uma breve pausa na narrativa para comentar mais detidamente as transformações históricas pelas quais passou a percepção social da figura do médico. Utilizarei de modo livre as informações que obtive na tese de livre-docência de Lilia Blima Shraiber,

"Medicina tecnológica e prática profissional contemporânea – Novos desafios, outros dilemas".

A percepção clássica da prática médica se articula em torno da ideia do sacerdócio. Desde os fins do século XIX até a década de 1920, quando os processos de industrialização e urbanização no país estruturaram um mercado interno que permitiu o surgimento da Medicina liberal, o médico era percebido como aquele que serve a outros – associava-se a ele atitude altruísta, vocação e acesso a conhecimentos e tecnologia. O consultório particular era o local central de sua prática e o cuidar era a referência. Escolher a profissão de médico era decidir por renúncias, sacrifícios, uma vida de esforços e dedicação compensada pelo *status* social que a prática médica desfrutava, sendo vista como profissão nobre. Ser médico era sinônimo de ascensão social e de realização profissional conquistada pela competência. Os médicos e a Medicina se equivaliam. Nesse período, o ato médico e a consulta atingiram a expressão máxima da autonomia profissional, pois havia poucos intermediários empresariais ou tecnológicos. Havia grande autoridade social na figura do médico, desempenhando ele, por vezes, o papel de conselheiro das famílias que acompanhava, e a relação se definia pela confiança. A atividade médica era vista como "uma vida devotada a boas causas", diferindo, completamente, de um negócio.

Nos anos 1960, teve início a era da Medicina tecnológica. Os médicos e a Medicina não mais se equivalem, estabelecendo-se uma ruptura entre conhecimentos e recursos tecnológicos, de um lado, e profissionais e seu modo de agir, de outro. Nessa cisão, a percepção social passa a enxergar os médicos como aplicadores de conhecimentos e tecnologia, com um mínimo de interferências pessoais. Estabelece-se uma crise de confiança em que a qualidade da prática passa a ser dada pela presença dos recursos tecnológicos, ou do prestígio da instituição em que o médico trabalha, e menos por sua pessoa, configurando despersonificação do cuidado e impessoalidade da prática. A "Medicina sacerdócio" cede lugar à Medicina científica, e o médico não é mais visto como um cuidador, mas como um homem de Ciência com múltiplas ocupações.

Nesse novo cenário, o centro de gravidade da prática médica migra do consultório privado para o hospital e, com o aprofundamento da tendência para a especialização, o sentido de ser médico adquire uma multiplicidade de significados ligados às diferentes situações de trabalho. Há crescente expansão da remuneração assalariada e surgem inúmeros intermediários na relação médico-paciente, tais como as empresas de Saúde, Medicina de grupo e convênios médicos, ou as modernas tecnologias utilizadas para o diagnóstico e a terapia. A "complexificação" da atividade médica passa a exigir em sua produção formas de trabalho associativo, coletivo e em equipe.

A autonomia profissional do médico, um dos símbolos mais arraigados à sua identidade, apesar dessas profundas mudanças, não se encontra ameaçada por essa múltipla intermediação, por causa do caráter específico e individual (não reproduzível em série) de cada consulta médica. A autonomia profissional encontra meios de sobreviver, atualizando-se às novas condições de trabalho. Nos dias de hoje, ela tem que se haver com o que se chama de Medicina por evidências e com os consensos científicos. Há pouco tempo, ouvi de um professor de Psiquiatria que o bom psiquiatra deve abandonar o raciocínio clínico e adotar em seu lugar as evidências. Acho difícil levar esse raciocínio às últimas consequências, posto que as próprias evidências surgem de deduções, induções, análises, sínteses e abstrações, para depois se transformarem em evidências, mensuráveis ou não. No fim das contas, acho que ele queria dizer que há uma divisão: uns têm direito de pensar – os que pertencem à Academia –, os outros devem apenas colocar esse conhecimento em prática.

Retomando o fio da narrativa, eu estava justamente começando a contar minha passagem pela residência em Psiquiatria. Na minha ingenuidade de principiante, havia a expectativa de encontrar um corpo sólido e unitário de conhecimentos, algo assim como ocorre com a disciplina da Física, em que as novas descobertas superam sem negar as anteriores, construindo uma linha contínua e progressiva de conhecimentos em que os novos incorporariam os velhos. Não foi o que vi – havia muitas psiquiatrias. Encontrei a disciplina girando em torno de si mesma, conformando-se em novo paradigma epistemológico. Assistia-se à mudança da crença nos referenciais teóricos centrados na Psiquiatria Clássica, de forte orientação germânica, e na Psicanálise, pelas diretrizes classificatórias e métodos científicos da Psiquiatria anglo-americana. A Psicanálise, para ser franco, já participava bem pouco da discussão.

É difícil explicar em poucas palavras a origem das divergências. Talvez um breve recuo no tempo possa trazer algum esclarecimento. Desde o nascimento da filosofia no Ocidente, o entendimento da realidade como um todo, ou de qualquer de seus aspectos particulares, se dava em torno da articulação de dois princípios fundamentais: a qualidade, o que determinado objeto é, e a quantidade, ou como determinado objeto está. Desde os gregos, esses dois termos fundamentais receberam diferentes denominações ao longo da história, tais como "essência" e "substância", o que depois Aristóteles viria a chamar de "ato" e "potência" e os escolásticos, de "forma" e "matéria", todos conceitos análogos e partindo sempre da aceitação da existência dessa dualidade original.

O pensamento moderno se estabelece a partir da ruptura e separação desses termos. Uma figura importante nesse processo foi René Descartes, filósofo francês que viveu no século XVII e que formulou o "*cogito ergo sun*" – "penso, logo existo" –, separando substância extensa e substância pensante. Colocando em termos mais simples, Descartes separou natureza (ou espaço) e espírito (ou tempo), considerando-os os dois fundamentos ontológicos do existir. A substância extensa se expressaria pela quantidade e poderia ser mensurada, enquanto a substância pensante se expressaria pela noção de tempo e não seria passível de mensuração. Em nossa experiência empírica, os dois termos se encontram reunidos de forma inextrincável.

No entanto, a formulação teórica cartesiana não foi capaz de estabelecer relações satisfatórias articulando essas duas dimensões. A Ciência moderna seguiu o caminho de ocupar-se apenas da substância extensa, que pode ser quantificada, banindo de sua metodologia toda tentativa de incorporação de métodos especulativos (aproximação da essência de algo por meio da subjetividade). Muitas outras tentativas se seguiram buscando articular esses termos, tais como as formulações teóricas do Idealismo alemão e depois da Fenomenologia de Husserl. Apesar de muito mais felizes em suas propostas de articulação, o estrago já estava feito e permanece até nossos dias o cisma científico: de um lado as abordagens que privilegiam a via empírica, de outro, as que privilegiam a via especulativa.

Não é difícil imaginar como essas duas vias repartem o campo do conhecimento em Psiquiatria. Na via empírica, encontram-se os fundamentos biológicos, bioquímicos e biofísicos, a vida orgânica em sua imanência; no outro extremo, na via especulativa, está a mente humana em contato com o meio social, a cultura e a espiritualidade, vivenciados em algum nível de transcendência. Os métodos mais utilizados pela primeira via foram desenvolvidos pelas Ciências Naturais, em que se destacam as noções de objetividade, quantidade e empirismo; enquanto a segunda via foi mais explorada pelos métodos das Ciências Humanas (Filosofia, Literatura, Ciência Sociais, Teologia etc.), expressando-se melhor pela subjetividade, qualidade e existencialismo.

O ideal seria que essas duas vias de pesquisa do psíquico se mantivessem próximas, o que poderia estimular o diálogo entre ambas. Em nível discursivo, a Psiquiatria sustenta tal necessidade, adotando a noção de multicausalidade e concedendo importância aos fatores psicossocioculturais. Na prática, porém, a história é outra. As articulações políticas em torno do poder terminam por opor os partidários de forma maniqueísta. É curioso que individualmente os membros deste ou daquele grupo institucional (ao menos alguns) sejam capazes de lastimar a divisão empobrecedora, mas, reunidos em seus coletivos, parecem perder tal clareza e adotam a lógica dos bandos fratricidas.

Não é exatamente que eu tenha uma nostalgia dos velhos referenciais teóricos da Psiquiatria da primeira metade do século XX – pelo contrário, tenho muitos desconfortos e divergências com eles. Mas gostaria de ver uma síntese atual mais includente. Perderam-se ou reduziram-se as possibilidades de contato com a subjetividade humana. Pode-se discordar dos conceitos da Psicanálise e dos existencialistas, mas é forçoso reconhecer que forneceram os melhores relatos clínicos sobre os aspectos subjetivos da mente humana. Os personagens desses relatos se parecem com pessoas e não com escores de rendimentos psíquicos. Havia na Fenomenologia um humanismo embutido que fazia parte do próprio método. As impressões despertadas no observador pela presença dos pacientes deviam ser levadas em conta. A aproximação pela intuição e pela empatia era estimulada e ocupava lugar central na relação médico-paciente. Mas tudo terminou sendo considerado literatura, ou "liberdade poética". Talvez exista algo cíclico, reativo, em que uma época histórica de hegemonia de pensamento científico que privilegia os aspectos subjetivos se siga de outra em que são exaltados os dados da objetividade. Pode ser; mas, como já disse, gostaria de uma nova síntese.

Um caso interessante ocorreu com o conceito de essência. Essa noção se refere à capacidade humana de captar os atributos fundamentais de um objeto, e essa capacidade, dentro de uma determinada metodologia, é o ponto de partida para todo conhecimento possível. Ocorre, porém, que atualmente as Ciências Naturais tiveram de aliar-se ou estabelecer um pacto temporário com o relativismo das Ciências Sociais (kantismo), e o homem deixou de ver a realidade como ela é para, em vez disso, enxergar conceitos que a máquina-cérebro aprendeu a reconhecer ou apenas representações condicionadas pelo ambiente sociocultural. Talvez o enorme empenho da Ciência em depurar-se de todo tipo de essencialismo se deva ao fato de o conceito de essência ter-se desenvolvido no interior de sistemas filosóficos de cunho teológico (vide a polêmica sobre os universais desenvolvida dentro da filosofia escolástica, opondo essencialistas e nominalistas). Em seu lugar foram colocados os métodos da matemática – a análise multifatorial. É curioso ver na evolução de alguns conceitos da Psiquiatria atual a ressurreição disfarçada do velho essencialismo – por exemplo, na noção de espectro bipolar. A Psiquiatria, em seu esforço de ser reconhecida como Ciência, desumanizou-se. O futuro aguarda uma nova primavera para as humanidades e a possibilidade de uma síntese mais satisfatória dentro das disciplinas que contribuem para o conhecimento em Psiquiatria.

Ao completar minha formação em Psiquiatria, a mudança mais esperada, enfim, acontecera: eu conseguira encontrar um modo de aproximar-me dos pacientes sem a ansiedade que sempre me acompanhava nesses encontros. Até então eu não tinha me dado conta de que uma série de estratégias (ou métodos) poderia ser aplicada na relação médico-paciente. Na verdade, como já disse, a própria semiologia psiquiátrica da época valorizava, problematizava e instrumentalizava esse encontro. De grande valia foram as supervisões em psicodrama, formação a que dei início no segundo ano de residência, utilizando técnica de *role-playing*. Mais importantes ainda foram as noções psicanalíticas de transferência e contratransferência no encontro terapêutico. Para ser sincero, eu não sei exatamente como superei a forte identificação com o lugar de paciente e pude construir bases subjetivas para assentar minha identidade médica. Essa conquista deve ser vista no contexto dos processos inconscientes que, ao atingirem a superfície da consciência, apenas assinalam que uma dificuldade foi superada sem que se saiba exatamente como.

A Psiquiatria e depois as formações em Psicodrama e Psicanálise permitiram ainda que eu pudesse seguir como médico, incorporando em minha atividade profissional meu antigo interesse pela cultura e pela vida social. Contudo, encontrava-me ainda muito atrapalhado com o fato de ter que ganhar dinheiro. Minhas fantasias de ser uma espécie de santo, que na adolescência se manifestaram nos devaneios de ser padre e que, tenho certeza, se atualizaram em minha adesão pela militância de esquerda, não permitiam conjugar Medicina e dinheiro. A opção pelo serviço público terminou por fornecer a saída para o impasse.

Dedicar-se ao serviço público ocupa no imaginário médico o mesmo lugar que a noção de altruísmo. Isso tem raízes históricas no nascimento da saúde pública no Brasil, na virada para o século XX, quando os médicos combinavam a prática do consultório, onde se auferiam maiores ganhos, com o trabalho assalariado em instituições filantrópicas e Santas Casas Beneficentes, menos bem remunerado, mas que permitia ao médico entrar em contato com os problemas de saúde da população sem poder aquisitivo para custear consultas privadas. Apesar do salário recebido, a prática nessas instituições era vista como caridade. Sem estar muito consciente desta associação, eu podia enfim viver minha "santidade" diante das causas populares.

No fim de janeiro de 1984, recebi o diploma de conclusão da residência médica em Psiquiatria. A sociedade brasileira, naqueles idos, vivia grande esperança de transformação. O regime militar agonizava com Figueiredo na presidência, a lei da anistia trouxera novamente à cena política os que ficaram exilados e toda a agitação social convergia para uma só palavra – redemocratização!

A escolha de Franco Montoro, um governo de frente oposicionista, deu ensejo a que o desejo geral de mudança começasse a tomar forma a partir das novas políticas públicas. Na área da Saúde Mental, o debate se dava em torno das propostas para a reforma psiquiátrica.

Aquele foi um ótimo momento para ingressar no serviço público, especialmente para quem vinha temperado pelas ideias da esquerda. As instituições passavam por uma ampla renovação em seu funcionamento, buscando extirpar todo o viés autoritário que associávamos ao regime militar que agonizava. Na área da saúde, eram intensos os debates sobre a reforma sanitária, cujos princípios foram consagrados na Constituinte de 1988, e no campo específico da Psiquiatria o grande repto fora lançado pelo problema da cidadania dos doentes mentais, ou cidadania dos loucos, como era costume falar.

A Psiquiatria sempre viveu o gládio entre o cuidar e o controle social (vide *História da loucura*, de Michel Foucault), sendo que todo psiquiatra sofre da "síndrome de Simão Bacamarte", personagem literário de Machado de Assis cujas tentativas de estabelecer uma clara linha divisória entre sanidade e loucura terminam sempre por fracassar. Ao longo de sua história como prática social, a Psiquiatria passara por muitas reformas anteriores: as colônias agrícolas inspiradas no modelo germânico e a tentativa de descentralização do atendimento via contratação de clínicas privadas pelo então INPS, a despeito das boas intenções que pudessem conter, terminaram por criar um sistema de atendimento à parte para os doentes mentais. O primeiro passo era rever essa exclusão e fazer com que os doentes mentais pudessem ser atendidos nos mesmos locais em que o resto da população era atendido. A ideia era libertária, iconoclasta e revolucionária. Por essas características, eu me senti em casa, numa espécie de prolongamento de minha vida acadêmica, em que se encontravam também presentes as tendências ideológicas e os velhos "rachas da esquerda".

Uma lacuna em minha residência em Psiquiatria foi a pouca importância dada à Psiquiatria preventiva. Naquele início de profissão foi o que me propiciou maior desenvolvimento profissional. Ocupava-me com a elaboração de programas específicos, com a criação de equipes multiprofissionais, com níveis de atenção e suas mútuas inter-relações e com a militância "por uma sociedade sem manicômios". O serviço público, naqueles idos, pareceu-me motivador e preenchia minhas fantasias profissionais. Não se ganhava muito dinheiro, apesar de os salários serem muito melhores do que os atuais, mas havia muita vida, interesse e motivação, coisas que hoje já não encontro nessa esfera de atividade. Possivelmente a forte presença de fator ideológico possa ter fornecido o veículo para a galvanização; hoje, quando já não possuo ideologia alguma, tenho que buscar outras fontes, menos maniqueístas, de motivação.

Após peregrinar por inúmeros serviços públicos de Psiquiatria (na época, o programa de ambulatorização do atendimento em saúde mental era a via por onde se chegaria a reverter o modelo hospitalocêntrico e excludente), terminei por ser convidado a integrar o colegiado que compunha a assessoria em saúde mental na gestão de Luiza Erundina. Ao contrário do que esperava, esse novo posto, o mais elevado que já tive, só me trouxe dissabores, perda de influência, impossibilidades e divergências sem fim. Após um ano de exercício, exonerei-me do cargo. Para ser franco, teve menos peso o papel das divergências do que o fato de que me sentia infeliz.

A região a que me destinaram foi a de São Miguel Paulista. De início, muito pouco podia ser feito e os projetos tinham de esperar por possibilidades de cotejar financiamento das escassas verbas municipais. Cansado de administrar "incêndios" e precariedades, sem vislumbrar no horizonte imediato a realização mínima dos projetos com que sonhara, e desejoso de "pôr a mão na massa", como até então havia feito, tendo participação direta na realização dos projetos (e não apenas como planejador e "vidraça"), declinei da função. Hoje, olhando para aquele tempo, vejo que havia muita imaturidade e não havia necessidade alguma de romper da forma que o fiz. Bastava pedir para sair e pronto. Visto em perspectiva, acho justo dizer que, ao seu final, a gestão de Luiza Erundina foi a que mais avanços trouxe para a assistência aos doentes mentais (na cidade de São Paulo), construindo-se uma rede de serviços de atenção muito mais sólida e interessante que as atuais propostas (rede esta que veio a ser destruída quase que por completo nas gestões de Maluf e Pitta). Ocorre que, para mim, os ventos da reforma psiquiátrica sopravam em outra direção, para o litoral, para a cidade de Santos.

Em maio de 1989, a prefeita de Santos decretou intervenção municipal no hospital psiquiátrico regional da baixada santista. O motivo eram as péssimas condições assistenciais e humanas ali presentes. Um colega de turma foi nomeado interventor. No início de 1990, mudei-me para essa cidade que tanta simpatia já me despertava por abrigar o querido time que carrega seu nome.

De fato, a distância e não apenas o tempo pode transformar-nos. Após tomar a decisão e efetivar a mudança, senti-me leve e disposto. As mudanças sempre trazem fantasias de uma vida renovada, sem os infortúnios que desejamos ver longe, uma página em branco a ser escrita. E assim foi Santos, ao menos no início. Quando estudava Psiquiatria, ouvia com muita curiosidade os relatos dos que haviam estagiado em Trieste (cidade da Itália cujos hospitais psiquiátricos, ou manicômios, como preferem chamar, haviam sido extintos) e tinha desejo de participar de uma experiência semelhante. Em Santos, participei ativamente do fechamento do funesto hospital e da criação, em seu lugar, de serviços regionalizados, os NAPS (Núcleo de Atenção Psicossocial), hoje muito prevalentes e valorizados no atual modelo sanitário em saúde mental. O que havia de novo na proposta desse serviço era reunir os três níveis de atenção – prevenção, tratamento e reabilitação – em uma mesma instituição e envolver a mesma equipe de profissionais em todas as tarefas. Um ponto muito positivo no trabalho em Santos, talvez o mais importante, era a motivação. Havia grande empenho, identificação e compromisso dos profissionais com o trabalho. O salário não era grande coisa, mas compensava pelo entusiasmo. Acho possível que a explicação para a melhora surpreendente de alguns pacientes tenha sido o contágio por este "astral" favorável. Galvanizado por essas experiências, vi minha vida mudar: nasceu meu filho, o Guilherme.

Conforme o velho adágio *sic transit gloria mundi* – "efêmera é a glória no mundo" –, passada a fase épica e transformadora do projeto santista, aquela velha realidade que havia sido varrida para debaixo do tapete foi retornando envergonhada. Os velhos conhecidos do serviço público foram se manifestando no cansaço das equipes, no fim das idealizações, nas dificuldades da administração em prover salários dignos aos funcionários e financiar adequadamente o programa, na discórdia entre os profissionais e, finalmente, na mudança da gestão do município. Chegara a hora de partir. Não porque as dificuldades se avolumavam (elas já se avolumaram desde o início), mas porque se esgotara toda a fantasia e possibilidade de vida que ali eu encontrara. Pelo que sei, o projeto foi mantido, apesar das muitas alterações efetuadas e que não chegaram a toldar por completo seu espírito original.

Vivi cerca de dez anos em Santos e agora, em fins dos 1990, eu sentia muita vontade de voltar a morar em São Paulo. Por que trocar uma cidade litorânea e agradável como Santos, por outra feia, superpovoada e com graves problemas de violência, trânsito etc.? O fato é que eu estava ansioso para retornar. Era como se estar em São Paulo fosse estar no centro dos acontecimentos: aqui podia me sentir cosmopolita (o provincianismo santista já me cansara), ter acesso a uma vida cultural mais rica, aqui estavam os amigos mais antigos, com os quais construí vínculos mais sólidos de amizade, minha família. Minha história, enfim, se passara aqui.

Dois convites possibilitariam a volta. Um deles era para assumir a chefia do setor de saúde mental do Hospital do Servidor Público Municipal. Tarefa indigesta, pois as equipes do serviço se encontravam em luta e criara-se um impasse nas atividades. As lideranças do local se achavam muito desgastadas e sem poder de intervenção. Era necessário alguém de fora. Topei o desafio.

O outro convite veio por meio de um feliz acaso. Eu havia ido por algum motivo ao Shopping Iguatemi (é muito raro ir a shoppings, não gosto) e reencontrei meu velho amigo Millan. Nós fomos colegas de turma e tínhamos muitas afinidades. O gosto por estar em contato com o mundo cultural era o principal, especialmente com a música. Foi muito agradável o reencontro: pudemos nos atualizar sobre tudo o que sucedera na vida de cada um. Passado algum tempo, o amigo voltou a ligar-me, agora para convidar-me a trabalhar com ele no Grapal (Grupo de Assistência Psicológica ao Aluno). A congregação acabara de autorizar a contratação de um psiquiatra para ampliar a população atendida pelo serviço, oferecendo assistência também para os médicos residentes.

Retornar à faculdade, nos primeiros meses – voltei em 1997 – trouxe muita nostalgia. Pude viver o "meu" *Morangos silvestres* cada vez que o conhecido cenário me despertava alguma lembrança. Pela terceira vez o destino me trazia a esse local. Nem tudo havia sido bom nas passagens anteriores, mas no cotejo de felicidade e infelicidade constatava que havia predominado o amor – eu tinha, de fato, afeição pela FMUSP, e era com gosto que voltava a participar de sua história. Acho que não poderia ser mais apropriada, para meu retorno à faculdade, a tarefa que recebi: cuidar da saúde mental de alunos e residentes. Pude, inclusive, enquanto cuidava de minha clientela, reparar também muita coisa que ficara mal resolvida em mim. Essa identificação, desde que consciente, pode representar um forte elemento motivacional. O GRAPAL me possibilitou trabalhar em uma equipe em que o valor do profissionalismo não fica atrás do valor da amizade, privilégio raro nestes tempos.

O atendimento de alunos e residentes não é diferente do atendimento de pessoas jovens em geral. Há por certo alguma especificidade, mas as questões são basicamente as mesmas: ter uma bom relacionamento amoroso, dar-se bem na profissão escolhida, fazer boas amizades, estabelecer autonomia em relação aos pais etc. É muito variada a motivação da procura pelo serviço. Em termos de patologia, o mais comum são os quadros depressivos, mas ocorre com frequência a procura ocorrer não por doenças, mas pelo desejo de serem pessoas melhores, de resolver antigos conflitos psíquicos. De forma geral, os problemas trazidos por alunos e residentes antecedem a entrada na universidade, podendo ser despertados pelas exigências que o aprendizado em Medicina impõe.

No meu retorno a São Paulo, uma grande preocupação era voltar a ter um consultório particular. Lembro-me de um velho amigo, muito sensato, que, entre as muitas máximas que dizia, afirmava ser impossível montar um consultório aos 40 anos de idade. Dessa vez, para minha felicidade, ele estava errado. Na verdade, eu sempre mantive atividade profissional no consultório. No primeiro ano após completar a residência, abri meu primeiro consultório. Quando me mudei para Santos, mantive a atividade e, quando retornei, associei-me a amigos e pude aos poucos retomar essa atividade que, hoje, representa o principal de meus ganhos. Não mantenho convênios. A Psiquiatria ainda é das poucas especialidades que sobreviveram à entrada desses intermediários. Estabelecer uma boa relação médico-paciente é muito importante em todas as áreas, mas em Psiquiatria é crucial – os medicamentos funcionam melhor quando amparados por uma boa relação. Divido meus atendimentos entre a Psiquiatria e a Psicanálise. Acho interessante, uma coisa me "descansa" da outra. De uma forma geral acho mais tranquilo atender como psiquiatra. A imagem que faço é a seguinte: em Psiquiatria sempre há o remédio como intermediário, e em Psicanálise, não: é sua própria pessoa que o paciente quer, e muitas vezes você tem que lhe oferecer um "naco de carne" ao final da sessão.

Ainda não me animei a fazer pós-graduação. No meu tempo apenas os que pretendiam seguir carreira universitária como professores ou pesquisadores se dirigiam a esses estudos. Não me afino muito com o modo como são feitos os estudos na minha área. Tenho mais pendor para as humanidades. Tenho feito cursos de Filosofia, Literatura e Música. Há muitos anos dedico-me ao estudo do violão, tanto em sua versão popular quanto clássica. Gosto de fazer composições e tive a felicidade de ter algumas gravadas (por intérpretes fora do grande circuito comercial). Minhas atividades desportivas têm-se limitado à natação. Pratico-a religiosamente três vezes por semana. Preferia o futebol, mas seguidas luxações me afastaram dos gramados. Sou fervoroso torcedor do Santos F.C., como já deve ter ficado claro. E fui agraciado com um novo presente: o nascimento de meu neto, o João.

É difícil encerrar este relato, ainda mais porque a vida prossegue em aberto e muita mudança ainda há de vir. Relendo este material, vejo o quanto ficou acanhado o espaço destinado aos aspectos pessoais não diretamente referidos à profissão. Precisaria falar muitos mais do fascínio pelo teatro e pela música, das pessoas que povoam o meu mundo afetivo e da satisfação em estudar filosofia. Peço que me perdoem o laconismo, mas irei manter-me fiel à ideia de desenrolar apenas o fio da narrativa que se acha ligado à atividade profissional. Despeço-me dizendo que, no fim das contas, foi muito bom ter escolhido a Medicina e a Psiquiatria. A identidade de médico é algo tão colado à pele que nem sei como seria outra vida, nem perco tempo em imaginar!

Cirurgia Plástica[1]

Geraldo Ferraz

A primeira profissão de que me lembro ter vontade de seguir ocorreu lá pelos 4, 5 anos de idade por influência de minha mãe, pessoa religiosa, muito ligada à igreja. Queria ser Papa, coisa infantil, e lhe disse.

Influências muito importantes foram dois tios médicos, os dois psiquiatras. Um deles na verdade era primo de minha mãe e tinha muito sucesso profissional, seu padrão de vida era altíssimo, tanto financeira quanto culturalmente, era dono de uma clínica em Recife, chamava-se Casa de Saúde São José; o outro teve menos sucesso financeiro, mas era de uma disponibilidade e doação aos pacientes como poucas vezes voltei a ver, estava sempre de prontidão, independente do horário, para atender ao chamado dos pacientes; médico naquele tempo andava com termômetro, abaixador de língua, estetoscópio, seringas, agulhas, ampolas de medicamentos e aparelho de pressão. Sofri esta dupla influência dos meus tios: um pelo exemplo de dedicação com que praticava a Medicina; o outro pelo sucesso social e financeiro.

Durante o período de graduação, uma influência importante foi o professor de Cirurgia Pediátrica, que, à época, era o chefe do Departamento de Cirurgia Pediátrica. Naquele tempo, o aluno, por volta do terceiro ano, já tinha que escolher qual caminho iria seguir. Tive a convicção de que era Cirurgia o que eu desejava. A princípio

1 Entrevista concedida a Emmanuel Nunes de Souza e Luiz Roberto Millan.

eu me orientei para a Cirurgia Pediátrica, tive oportunidade, ainda na graduação, de auxiliar o professor em algumas cirurgias, achava muito interessante a delicadeza e a precisão que eram necessárias. Foi nesta perspectiva que me formei em Recife e vim fazer residência médica em São Paulo.

O exame para ingresso na residência médica, naquele tempo, não era nacional como hoje em dia, o candidato tinha que prestar prova específica em cada hospital. A formação em Cirurgia em Recife era muito precária e vim com um grande amigo buscar formação em São Paulo; algo engraçado é que em Recife havia um único cirurgião plástico, e era fato notório, por todos conhecido, que esse professor enxergava um concorrente em cada novo postulante a Cirurgia Plástica, dificultando ao máximo a formação do futuro profissional.

Entrei no Hospital do IAPC, hoje Hospital Brigadeiro, para fazer Cirurgia Geral, que era, como hoje, pré-requisito para fazer alguma especialidade. Naquele tempo, se o residente comprovasse que havia participado de cirurgias durante o quinto e sexto anos, poderia fazer apenas um em vez dos dois anos de Cirurgia Geral, antes de estar habilitado a escolher uma especialidade.

Um fato importante em minha escolha pela Cirurgia Plástica ocorreu no final do primeiro ano de Cirurgia Geral, em 1966. Nós dávamos plantões no Hospital Santa Catarina e durante um deles tive oportunidade de atender um caso gravíssimo: um operário sofrera um acidente com uma alavanca, que lhe atingiu o rosto, fraturando a mandíbula e fazendo extenso corte na boca. Não chamei ajuda – pincei os dois lados sangrando e costurei da melhor forma possível. No dia seguinte, durante a visita ao leito, o responsável pela cirurgia plástica repreendeu-me por não o chamar. Novos procedimentos cirúrgicos tiveram que ser adotados posteriormente. Aquela experiência me serviu de lição contra qualquer ideia futura de onipotência, e aquele que me repreendeu, o Dr. Roberto Millan, viria a ser meu grande amigo e modelo profissional. É curioso como comecei minha formação com ele. Em dezembro de 1966, em uma conversa com o Dr. Galvão, contei sobre o meu interesse em fazer Cirurgia Plástica após terminar minha formação como cirurgião geral. Naquele dia, avistamos o Dr. Millan no final do corredor do centro cirúrgico do Hospital Santa Catarina e pedi para que me apresentasse a ele. Em vez disso, respondeu: "Vá falar com ele". E assim foi. Eu me apresentei e lhe disse diretamente: "O senhor me ensina Cirurgia Plástica?". Ele me respondeu com um aperto de mão e um abraço e disse: "Seja bem-vindo". Isso seria impossível de acontecer nos dias de hoje! Assim começou a nossa parceria profissional que se estendeu por 29 anos, até o seu falecimento.

O Dr. Millan havia feito sua formação nos Estados Unidos. Após enviar cartas aos principais centros de formação em Cirurgia Plástica daquele país, recebeu o aceno positivo do Dr. James Brown, um famoso cirurgião da época, que se dedicava às cirurgias reconstrutivas, utilizando-se de enxertos em cirurgias de tumores, sequelas de acidentes etc. Havia uma disputa entre os enxertos do Dr. Brown e os retalhos do Dr. Gilles. Quando contava a alguém que estava aprendendo plástica com o Dr. Millan, logo ouvia: "Ele é muito bom... mas em reparadora". Vê-se que desde aqueles idos existia este apelo atual pelas estéticas, que já melhor remuneravam.

Minhas ligações com Dr. Millan foram muito além da profissão, de certa forma tomei-o como um segundo pai. Quando estava cursando a formação em plástica, durante uma cirurgia em que assistia ao professor, recebi um telefonema comunicando a morte de meu pai. Eu, aqui em São Paulo, afastado da família, apoiei-me nele, identificando-me com seu modo de ser, não apenas no que diz respeito à profissão. Tenho muitas lembranças tanto dos ensinamentos técnicos que aprendi com o Dr. Millan, quanto de aspectos morais e éticos. Era um homem muito correto e exigente, mas com espírito democrático: gostava de reunir sua equipe para discutir assuntos ligados ao aprendizado, mas também para debater aspectos de comportamento ético. Certa vez, fui procurado no consultório para realizar o segundo tempo cirúrgico de correção da hipospádia de um paciente, cujo primeiro tempo havia sido realizado pelo Dr. Millan. Achei absurdo que quisessem outro profissional, pois todos nós sabíamos ser ele a pessoa mais qualificada para fazê-lo, além do que era nosso professor e quem nos havia ensinado. Numa das reuniões trouxe o assunto, pedindo seu consentimento para realizar o ato cirúrgico. Ele pediu que todos se manifestassem sobre o que achavam. Com exceção de dois colegas de equipe, os outros disseram que eu não deveria fazer de modo algum. Ao cabo da reunião o Dr. Millan, do seu modo muito direto disse que ninguém deveria por a mão em cirurgia que ele iniciou. Fiquei sem entender o porquê disso, afinal eu não fizera nada de errado, fui procurado em meu consultório pelo paciente, não criei a situação e até tentei convencer o paciente a fazer o segundo tempo com ele. No dia seguinte, procurei o Dr. Millan e disse a ele que eu não havia compreendido a sua atitude e ele me respondeu de imediato: "Opere o garoto". Mais tarde vim a entender a situação. É que em nossa equipe, justamente os que me reprovaram a atitude, "roubavam" às escondidas os pacientes do professor com a promessa de manter a mesma qualidade, mas com preços mais baixos. Um fato inevitável em nossa profissão, e no mundo em que vivemos, é termos que competir, mas isto, necessariamente, jamais deve afastar--se dos limites éticos.

O aspecto financeiro, o problema de quanto cobrar, também deve merecer grande atenção do médico cirurgião. É o terreno por excelência em que as questões éticas se manifestam. Nesse sentido, o período de formação solidificou alguns conceitos que ainda me servem de referência. A especialidade de Cirurgia Plástica é das que auferem maiores ganhos em Medicina. Que critérios levar em conta na hora de cobrar pelos procedimentos realizados? Cobrar de acordo com a natureza específica de cada procedimento ou de acordo com as condições financeiras dos pacientes? Penso que logo de início um fato deve ficar claro: sejam quais forem as circunstâncias é preciso cobrar algo. Se não se cobra o indivíduo fica com uma dívida impagável e, ou lhe dá um presente fora de suas posses, ou fica envergonhado e abandona o seguimento do tratamento. Deve-se cobrar algo dentro das possibilidades financeiras de cada paciente

No Hospital Santa Catarina, onde nossa equipe por um tempo fazia as cirurgias plásticas, o critério era dado pela escolha que o paciente fazia da estadia: havia os apartamentos, cujo aluguel era caro e indicava que o indivíduo tinha posses para pagar o preço completo da cirurgia; havia os quartos, mais modestos, que demonstravam que o paciente era no máximo remediado e podia pagar valores medianos e finalmente os que ficavam nas enfermarias e não tinham condição de pagar, sendo cobrados apenas valores simbólicos. Acontecia, às vezes, de um paciente internar-se em algum dos quartos e combinar um honorário correspondente, e após a realização da cirurgia transferir-se para os apartamentos; neste caso o Dr. Millan, para surpresa do "nômade", também transferia os valores, fazendo-os corresponder às novas acomodações.

Onde há muita oportunidade de ganhar dinheiro, como na área de Cirurgia Plástica, há também uma chance grande das pessoas se perderem. Veja o caso das publicações leigas sobre Cirurgia Plástica, que chegam a banalizar o assunto a ponto de fazerem sorteios de cirurgias plásticas para os compradores da revista. Em uma conhecida revista leiga especializada em Cirurgia Plástica, por exemplo, eles oferecem páginas por R$ 5 mil, nas quais você pode fazer sua propaganda, dizendo quais cirurgias gosta de fazer, quais os resultados, que preços pratica. Certa vez, fui procurado por uma família revoltada com a atitude de um colega que, à revelia da paciente, resolveu publicar na revista a foto da cirurgia feita no nariz. Desistiram de processar o cirurgião, mas, como a moça pretendia realizar nova cirurgia, resolveram procurar outro profissional. Em minha opinião o médico não deve publicar jamais em revistas leigas, de apelo eminentemente comercial, com ou sem o consentimento do paciente. Uma revista deste tipo serve de referência para quê? São muito diferentes os limites éticos entre um comerciante, por exemplo, que deseja fazer propaganda de seus produtos, e a ética que deve nortear a ação de um médico. Houve o caso de uma médica, recém-formada em Cirurgia Plástica, que resolveu montar uma página em que fazia uma espécie de consultoria; recebia cartas das leitoras sobre dúvidas em relação aos procedimentos e terminava por responder e direcioná-las para o seu consultório: terminou por ser repreendida pelo Conselho e teve que se afastar dessas publicações. Quando o pessoal dessas revistas deixa alguns números, gratuitamente, em meu consultório, a secretária já sabe que deve recolhê-los e jogá-los fora.

Outro ponto importante refere-se à presença de empresas de saúde atuando na área de Cirurgia Plástica. Nestas, via de regra, o médico realiza os procedimentos, recebe remuneração, mas não faz a administração, que fica a cargo de empresários. Evidentemente, a lógica é a do lucro e da mercantilização da Medicina. A atuação destas empresas se dá de diferentes formas: algumas oferecem cirurgia plástica às celebridades – pessoal da televisão, cantores de música sertaneja, bailarinas de axé etc. geralmente cobrando pouco ou mesmo nada, em troca da promessa de que os beneficiados façam propaganda nos meios de comunicação, informando em que clínica realizaram a operação. Celebridades desse tipo são bastante atrapalhadas com dinheiro, boa parte veio de um meio humilde e, de súbito, tornam-se milionárias. Para se ter uma ideia, o cirurgião plástico que fez um *peeling* em um famoso cantor, nada cobrou, mas recebeu em troca uma Mercedes de presente; outras clínicas propõem ao médico (sei disso por intermédio de pessoas que foram procuradas) agendar, mensalmente, vinte cirurgias, pagando cerca de R$ 500 por cada uma delas, a cirurgia é financiada pela empresa, devendo o paciente ir quitando as prestações ao empresário. Varia muito o modo de funcionamento destas empresas, mas o denominador comum em sua prática se encontra voltado para o ganho financeiro.

Às vezes, o mercado cria algumas aberrações teratológicas, é o caso da Medicina estética. Hoje ela é tratada com o *status* de especialidade, mas não é. Há inúmeros congressos médicos organizados em torno da chamada Medicina Estética. Nestes, encontram-se ginecologistas, cirurgiões vasculares e dermatologistas em número até maior do que o de cirurgiões plásticos e aí você descobre que eles estão operando sem pejo algum. Fazem de tudo! A atuação de dermatologistas, por sua formação ser precária em técnica cirúrgica, é a que mais preocupa. Teve o caso de uma paciente que me procurou para fazer plástica de face e pálpebra. Examinando o couro cabeludo da paciente, notei que havia uma lesão de aspecto compatível com um tumor. Disse-lhe que começaríamos com a pálpebra e que só depois de retirar o tumor é que poderíamos mexer com a face, quando ouvi da mesma que eu não me preocupasse com o couro cabeludo, pois a Dra. "Fulana" de tal já havia cauterizado. Mas como, redargui, se o tumor ainda está aqui. Tive dificuldade de convencê-la, mas por fim consegui realizar a plástica de face seis meses após a exérese do tumor (era apenas basocelular). Situação pior uma colega me relatou: ela recebera uma paciente que havia removido um tumor, próximo da região do tornozelo, por uma discípula da mesma doutora, e que a análise revelou que se tratava de um espinocelular. O espino é sempre um pouco mais grave que o basocelular, que é sempre local; o espino pode dar metástases e comprometimento ganglionar. A famigerada doutora dermatologista, cujo nome não convém mencionar, costuma associar seu nome a xampus, cremes e outros produtos de beleza. Promiscuidade inaceitável uma médica funcionar como garota propaganda e ganhar comissão com a venda desses produtos. Evidentemente, o médico deve estar livre para indicar o que houver de melhor para o seu paciente e não a empresa que lhe paga a comissão.

Uma modalidade de aliciamento que ainda não vi na área de plástica (pode ser por puro desconhecimento) são os esquemas que as empresas de próteses montam com algumas áreas médicas. O que mais ouço dizer são esquemas envolvendo ortopedistas. As empresas fabricantes de próteses (de mama, glúteo, malar, orelha etc.) fazem a seguinte proposta: se o profissional indicar seus produtos em inúmeros casos, ele receberá o valor de uma delas. O esquema pode funcionar na base de comissões. Por exemplo, próteses ortopédicas para coluna ou quadril, que custariam cerca de R$ 10 mil, podem sair pelo dobro do preço, pois entra o esquema com o hospital que deu preferência à empresa e o esquema com o ortopedista que a indica. Nesses conluios ganham a empresa, o hospital e o médico, e o paciente é quem paga a fatura. Atualmente, o mais comum é que os honorários do profissional sejam pagos pelos convênios médicos, o que não é muita coisa, mas em compensação se ganha uma barbaridade com o esquema de indicação de próteses, e tudo isso em comum acordo com o hospital. Recentemente, tive oportunidade de viver uma situação que é ilustrativa de como funciona o esquema. Preparava-me para realizar uma cirurgia plástica de nariz quando fui abordado pelo pessoal de uma dessas empresas, oferecendo um novo material hemostático que fora desenvolvido e supostamente tinha vantagens sobre os já conhecidos. O material poderia ser útil para confeccionar o tampão nasal que utilizamos nesse tipo de procedimento. Antigamente, se usava a gaze vaselinada, depois isso evoluiu para a gaze de (morim) e hoje em dia se usa o *adaptic*, que é um tipo de gaze que não adere à ferida, quando você a retira ela não fica grudada. Resolvi utilizar para ver o resultado, sempre pronto a retirá-la caso constatasse um maior sangramento, que foi o que acabou acontecendo, sendo que retirei todo o material e utilizei o que já estava familiarizado. Mais tarde, na hora da conta, o paciente veio procurar-me, queixando-se de que estavam lhe cobrando um valor quase o dobro do combinado e por itens que não haviam sido acertados. Era o tal material novo. Fui direto reclamar com a diretoria do hospital, que decidiu retirar o item da conta. Descobri, ainda, que o material saíra para o hospital por um valor dois terços do que foi cobrado do paciente. "É que nós precisamos lucrar!", argumentou o diretor executivo da instituição. Entendi porque ainda não comprei o meu iate, minha casa de campo, minha fazenda, ao passo que os hospitais não param de prosperar, ampliando suas alas, construindo áreas novas e reformando as antigas. Não é de se espantar!

Medicina é uma atividade na qual o paciente recebe o benefício de uma ajuda, o médico recebe o benefício de uma remuneração, mas isso não pode ser confundido com comércio. Qual o valor justo dos honorários a receber por determinado procedimento cirúrgico? Eis uma questão complexa, pois cada caso é um caso. Uma plástica de nariz, por exemplo, em uma pessoa pode ocorrer sem intercorrências; em outra pode ser muito diferente. Não há um caso igual ao outro, o que parece simples pode complicar, por isso eu nunca digo o valor de um procedimento por telefone, só depois da consulta é que tenho condições de cobrar. Há também de se levar em conta o fato de que os pacientes que você atende não terem a mesma condição financeira – o que é caro para uns é barato para outros. Só depois da consulta e levando em consideração todos estes aspectos é que me sinto em condições de cobrar pelos meus honorários. Às vezes, os pacientes têm reações surpreendentes; certa vez cobrei por um serviço cerca de R$ 200, e o paciente faz um cheque de R$ 1.200. Eu o corrijo informando que havia cometido um erro, ele fica surpreso, me faz um cheque de R$ 400 e diz: "O senhor cobra muito pouco". Sei de alguns colegas que cobram valores exorbitantes, é certo que o valor de alguma coisa é aquilo que o mercado está disposto a pagar, mas aí é que entra a diferença entre o lucro obtido no comércio e o recebimento de honorários por um médico – é coisa bem diferente.

Falando agora de outro aspecto, da vida familiar, tenho a dizer que tenho ótimo relacionamento com a esposa e filhos. Como todo médico, sou muito ocupado e disponho de pouco tempo livre, mas sempre contei com a compreensão de todos. Eles sabem do compromisso que tenho com minha profissão e do quanto ela me solicita. Creio até que influenciei minha filha a seguir profissão da área da Saúde. Penso que de tanto ir encontrar-me nos hospitais, acabou se afeiçoando ao ambiente e formou-se em psicologia. Trabalha atualmente no setor de Oncologia do Hospital Albert Einstein, utilizando Musicoterapia como recurso de tratamento.

Às vezes, as pessoas estranham eu dizer que meu *hobby* favorito é operar. Explico-me: cheguei a um ponto de maturidade e experiência profissional que não sinto mais o estresse do ato cirúrgico. Creio que não se trata de excesso de confiança, o que pode ser complicado e facilitar a chance de ocorrer algum erro. O fato é que quando estou no centro cirúrgico operando, sinto uma leveza, deixando-me absorver por completo por aquela atividade; instiga-me pensar em estratégias que só tendo a situação concreta a sua frente é que se pode cotejar. O momento de operar, que seria o mais tenso, para mim é de repouso, no qual até me refaço de alguns aborrecimentos que ocasionalmente posso carregar do dia a dia.

Posfácio

Emmanuel Nunes de Souza

Teço aqui alguns comentários a respeito dos depoimentos dos especialistas reunidos neste livro.

De modo geral, os relatos só fizeram reafirmar o que já se sabia sobre a construção da identidade médica e sobre a vocação para o exercício da Medicina: a grande adesão social a essa profissão e o fato de que, dentro da Medicina, todos encontram seu lugar, isto é, podem exercê-la de modo autêntico levando em conta suas particularidades individuais.

Para facilitar minha tarefa organizei os comentários em alguns tópicos.

Motivações conscientes na escolha da Medicina

Não foi difícil, para os colaboradores deste livro, falar sobre as motivações conscientes que os direcionaram para a Medicina. Pode-se, *grosso modo*, dividi-las em três categorias: influência do desejo dos familiares; interesses científicos; valores humanitários.

O pertencimento a uma linhagem familiar de médicos e, principalmente, a influência paternal direta parecem ter sido fatores decisivos na escolha da Medicina para muitos dos colaboradores. Em alguns casos, a influência não se deu diretamente no meio familiar, mas por elos estabelecidos com famílias que tinham essa tradição. Muitas vezes, a influência do desejo dos pais se manifestou em famílias sem tradição na Medicina, reafirmando o grande prestígio social desta profissão. Os desejos parentais nem sempre se expressaram de forma clara, mas parecem ter tido força persuasiva suficiente para direcionar a tendência de escolha. Em alguns casos, tais desejos se manifestaram na forma de uma espécie de autoafirmação de valor oferecida aos pais e ao ambiente social imediato: ser aprovado em exame difícil, demonstrar capacidade intelectual e reivindicar importância e respeito aderindo a uma profissão de elevado prestígio.

O interesse científico e o prazer de estudar as Ciências afins da Medicina durante a formação escolar foram destacados como causa da escolha em vários depoimentos. Entender o funcionamento dos seres vivos, sentir-se desafiado pelo desconhecido e desejar dominar as tecnologias da área foram alguns dos aspectos revelados. Eles expressam o gosto pelo estudo, o que caracteriza muitos dos que se dirigem à Medicina. De fato, embora já não seja a profissão mais procurada nos vestibulares, ainda é a que tem a maior nota de corte, mantendo sempre alto o nível de exigência para os que desejam se dedicar a esta profissão.

O interesse em realizar práticas humanitárias, isto é, o desejo de ajudar o próximo, em poucos casos nasceu no momento da escolha pela Medicina. Na maioria dos casos, tornar-se médico significou ter a oportunidade de dar continuidade a atividades já desenvolvidas em outras esferas. Em vários relatos fica clara a influência que valores morais, religiosos e sociais exerceram sobre a opção pela profissão de médico. A participação em atividades de cunho caritativo e religioso ou, por vezes, o mero fato de acompanhar outros membros da família em atividades de mesmo teor tiveram destaque nos depoimentos. O idealismo e altruísmo juvenis também se manifestaram na adesão a ideologias que professam a emancipação dos povos e a busca de um destino melhor para a humanidade. O destaque dado a tais fatores reafirmam o fato de que o desejo altruísta está no cerne da vocação pela Medicina.

Entre os colaboradores deste livro há ainda os que não souberam a que atribuir a decisão pela profissão e que mencionam, invariavelmente, jogos e fantasias infantis relacionadas a ser médico. Neles, parece ter prevalecido uma visão ingênua da Medicina, que no devido tempo cobrou sua fatura.

Motivações inconscientes na escolha da Medicina

Se, ao relatar as motivações conscientes que levaram à escolha pela carreira médica, houve farta enumeração de fatores, isso não se deu em relação às motivações inconscientes: como deveria acontecer, elas foram rarefeitas e pouco afirmativas. As poucas referências a esse aspecto, possivelmente o mais decisivo, não foram propriamente inconscientes, posto que não poderiam ser mencionadas se assim se mantivessem. Seria mais correto dizer que elas permaneceram por longo tempo inconscientes e que, mesmo depois de despertadas, foi difícil para os colaboradores afirmar que foram decisivas: na escolha da carreira.

Pretendo comentar apenas o exposto, deixando a parte submersa do *iceberg* livre das minhas ilações.

Os fatores diretamente afirmados como pouco conscientes na escolha pela Medicina, mas de importância decisiva, se relacionaram com doença e morte. A presença de problemas de saúde entre os familiares – por exemplo, um caso grave de doença visual levando à escolha pela oftalmologia – ou mesmo o adoecimento dos próprios autores dos relatos por longos períodos foram fatores considerados decisivos, embora por vezes apenas numa visão retrospectiva, na opção pela profissão médica.

Também de capital importância foram as perdas de entes queridos, vividas de forma impotente na ocasião, despertando o desejo de exercer a Medicina e assim, ao menos em fantasia onipotente, poder exercer um controle sobre esses processos naturais e inevitáveis.

Como se vê as identificações com a Medicina são multifacetadas: aceder ao desejo dos pais; reagir ao temor da morte; poder identificar-se com o papel de doente e assim, por meio das atividades profissionais, obter uma “cura” intermediada pelos pacientes, ou mesmo poder oferecer aos outros os cuidados que julga que teria necessitado por ocasião de seu adoecimento.

Momento de decisão pela especialidade

Pode-se, de forma geral, dividir os depoimentos em três categorias: os que entraram na faculdade com a decisão já tomada pela especialidade, os que entraram com a decisão tomada, mas a modificaram durante a formação, e os que entraram na faculdade com a decisão inteiramente em aberto. Nos três grupos a decisão se deu, quase invariavelmente, apoiada sobre alguma figura utilizada para identificação.

No primeiro grupo se destaca o papel desempenhado pelo próprio meio familiar, em que se acha presente alguma tradição em determinada especialidade; a figura de identificação mais comum foram os próprios pais ou alguém muito próximo ao núcleo principal da família do depoente.

Entre os que entraram decididos e modificaram sua opção durante a graduação, verifica-se que a escolha original se encontrava montada sobre bases muito imaginárias e ingênuas. A decisão definitiva foi influenciada pelos estágios e sempre apoiada na identificação com algum responsável pelo ensino. Em ao menos uma situação a especialidade escolhida originalmente foi abandonada pelo forte efeito de frustração com a atitude dos médicos responsáveis pelo ensino da especialidade então eleita, e a mudança pareceu, a princípio, representar um "abandono da Medicina"; entretanto foi justamente na nova escolha, feita de modo um tanto enviesada, que proporcionou ao atual médico a possibilidade de reencontrar um lugar dentro da Medicina e, portanto, de exercê-la de forma mais inteira e satisfatória.

No terceiro grupo, o papel dos estágios foi ainda mais marcante, prevalecendo uma identificação com o tipo de relação com o ambiente de trabalho e com os pacientes. Alguns escolheram a área clínica pela visão de conjunto e pelo intenso relacionamento médico-paciente presente nas práticas desses profissionais; os que decidiram por área cirúrgica pontuam mais o desejo de participar do atendimento de pacientes graves, num ambiente de trabalho objetivo e pautado pela rapidez diagnóstica.

O estilo de vida e a rotina profissional nas diferentes especialidades também foram mencionados. Por exemplo, gostar de um cotidiano mais ou menos previsível, dar ou não plantões, ter ou não contato direto com pacientes foram alguns dos fatores destacados.

Aos que não tinham a escolha pela especialidade já fechada, a decisão se deu tardiamente, sendo decisivo o período de internato.

Finalmente, os relatos não apontam o aspecto financeiro como preponderante na escolha por essa ou aquela especialidade.

Atividade profissional

A leitura dos relatos denota que os autores sentem-se satisfeitos e adaptados com a rotina profissional que construíram ao longo dos anos. Embora se queixem de falta de tempo, o sentimento predominante parece ser gratificação. O mercado de trabalho é retratado como muito dinâmico, exigindo postura ativa para acompanhar as mudanças. Ter um objetivo claro de como deseja atuar e não, simplesmente, "deixar o barco correr" foi outro elemento muito destacado.

Aqui aparecem mais uma vez os colegas mais velhos na profissão desempenhando o papel de abrir oportunidades, bem como a importância de o médico, além de desenvolver-se tecnicamente, amadurecer também no que diz respeito a manter um bom contato com os colegas. Isso é fundamental para o trabalho em equipe e para estabelecer a rede de confiança que permite que os profissionais se encaminhem mutuamente os pacientes.

A participação no serviço público foi, para a maioria, muito frustrante. As más condições de trabalho, a baixa remuneração, a falta de continuidade nas políticas públicas de saúde e a presença de interesses políticos foram os elementos mais destacados. Para a maior parte, houve um contato inicial, logo após completarem a formação, mas abandonado assim que puderam estabelecer atividades particulares.

O fato de o mercado de trabalho se tornar cada vez mais concorrido também foi destacado no material apresentado. Algumas advertências foram feitas em relação aos convênios médicos, inevitáveis em algumas áreas. Nas áreas clínicas a remuneração é ainda mais baixa e vive-se o velho círculo vicioso: pagam-se mal as consultas e o tempo para examinar o paciente é reduzido, o que gera um número maior de pedidos de exames e deixa o principal – o contato com o paciente – em segundo plano, desumanizando o sistema de atendimento.

Outro ponto interessante foi a constatação de que o contato com a faculdade jamais é deixado de lado. Uns dão continuidade a essa ligação logo após o término da formação e outros voltam mais tarde, seja para fazer pós-graduação, seja para participar de eventuais reuniões clínicas, seja para atuar como médico colaborador em grupos específicos. Afora algumas contrariedades, manter algum tipo de vínculo com a faculdade parece desempenhar papel importante tanto no sentido motivacional quanto que diz respeito às novas oportunidades profissionais que surgem desse contato.

Relação médico-paciente

Se há uma unanimidade nos relatos apresentados neste livro ela diz respeito à constatação de que o sucesso no tratamento de um paciente depende tanto de conhecimentos técnicos quanto do vínculo estabelecido com ele. Uma boa relação com o paciente permite conquistar sua colaboração no tratamento, o que é fundamental em todas as situações já que não há progresso sem mudança, o que implica que o paciente se submeta a um ou mais sacrifícios como deixar de lado certos hábitos e adotar outros, fazer exames e tolerar procedimentos desagradáveis. Essa colaboração é ainda mais necessária quando a cura não é possível e o paciente tem de aceitar o convívio com a doença e com a administração regular de medicamentos ou, no limite, quando o estágio da doença é muito avançado, com a perspectiva da morte.

Não há receita de como estabelecer um bom vínculo com o paciente: cada um age de acordo com sua formação humanística e, principalmente, de acordo com o que permitem os múltiplos aspectos de sua personalidade. O tipo de vínculo a ser estabelecido depende da especialidade do médico. Pareceram-me muito apropriadas aos que trabalham na área cirúrgica as recomendações do Dr. Vellutini: ele afirma que, para conquistar a confiança do paciente, deve-se proceder com toda a sinceridade. "Tudo deve ser informado e consentido: resultados esperados, riscos, antecipação de possíveis problemas, honorários, tempo de internação, participação de outros colegas etc.", segundo o doutor. Um contraponto interessante aos benefícios da sinceridade total veio por meio do depoimento da Dra. Maria Del Pillar, oncologista. A natureza de seu trabalho exige outro tipo de cuidado em relação às informações fornecidas ao paciente a fim de mantê-lo colaborativo nos múltiplos estágios das doenças de que trata. "É necessário alcançar um equilíbrio entre a informação correta, sem subterfúgios ou mentiras, e a estabilidade emocional do paciente", afirma. Os grandes desafios no estabelecimento de um bom vínculo médico-paciente parecem residir na adequação do grau de informações a serem fornecidas, no temor de "perder o paciente" e, caso o desfecho do tratamento não seja considerado satisfatório, no risco de sofrer algum processo jurídico.

Foi apropriadamente lembrado que o clima mais descontraído proporcionado por uma boa relação médico-paciente permite que se descubram sintomas que talvez não fossem revelados numa relação exageradamente objetiva: esses "novos" sintomas, em associação com as queixas mais explícitas do paciente, podem indicar um novo e promissor caminho terapêutico. Foi, também, de boa lembrança a menção à importância de o médico levar em conta, nos vínculos terapêuticos estabelecidos, aspectos de sua própria subjetividade despertados no contato com os pacientes. Deve-se sempre ter em mente que a relação entre ambos é, antes de tudo, uma relação entre duas pessoas, o que implica sempre um jogo intersubjetivo no qual o médico deve tentar apropriar-se dos sentimentos despertados na relação com o seu paciente – sejam eles positivos ou negativos. Disso, em grande parte, depende o sucesso no estabelecimento do vínculo mais adequado.

Estar aberto para um contato maior com a subjetividade do paciente permite ao médico estabelecer uma atitude mais adaptativa ao que o paciente pode suportar em termos de informações e, assim, adotar uma atitude de "cobrança" mais ou menos acentuada, tendo sempre em vista o objetivo de manter o paciente em colaboração com as exigências do tratamento.

Algumas situações desafiam a capacidade de o médico manter--se emocionalmente equilibrado para realizar a contento seu trabalho. Um bom exemplo disso se dá no contato com pacientes agressivos. Nesses casos, é sempre bom exercitar a capacidade de colocar-se no lugar do outro, a fim de não se sentir pessoalmente atingido.

Postura perante a morte

Os médicos das diversas áreas estabelecem com a morte contatos muito diferentes. Há desde especialidades como a minha, em que o desfecho letal é um evento raro, até aquelas em que se trata de fato quase rotineiro. De grande influência na postura adotada diante da morte são os aspectos ligados à história de vida do médico e de como esse evento foi elaborado em sua personalidade.

Considero precioso o depoimento da Dra. Maria Del Pillar, oncologista, a esse respeito, e reproduzo aqui algumas de suas considerações. Ela nos lembra que a Medicina só cura, de fato, processos infecciosos, apesar de a imagem sociocultural ligada à nossa profissão – muitas vezes alimentada pelos próprios médicos – ser a da garantia de êxito curativo. No dia a dia de sua atividade profissional, a Dra. Maria percebe atitudes de negação em relação à morte, e isso não só da parte dos pacientes mas também da de seus colegas de trabalho, que, por exemplo, selecionam casos de desfecho positivo para apresentar nas reuniões clínicas de sua especialidade. A oncologista adverte aos que pretendem abraçar essa área médica que a condição *sine qua non* para bem exercê-la é abandonar o paradigma da Medicina da cura em favor de uma Medicina que cuide do paciente nos diferentes momentos de sua doença.

Em tempos de fascínio pela tecnologia e pelos progressos atingidos pela Ciência é sempre bom manter os pés no chão e estar consciente dos limites da atuação humana. Fala-se hoje em viver cem ou mais anos, se o indivíduo adotar hábitos saudáveis e se mantiver atento aos exames preventivos e visitar regularmente o médico. Acho muito adequado que a Medicina atual volte sua atenção aos aspectos preventivos, mas não se pode chegar ao ponto da negação ou escotomização da morte. Hoje em dia, se alguém adoece ou morre, a primeira reação que presenciamos é dicotômica: ou houve negligência médica ou o paciente não se comportou como devia. Em outras palavras, alguém tem sempre culpa no cartório. Perdeu-se a dimensão humana envolvida nesse fato inescapável. Morre-se hoje longe dos familiares e amigos, na frieza do ambiente hospitalar, quando não se permanece em estado vegetativo ligado indefinidamente a aparelhos. Não tenho nenhuma ideia de como resolver esse problema trazido pelo progresso tecnológico, mas isso não significa que devemos ignorá-lo. Um avanço interessante nesse sentido são os cuidados paliativos e o serviço de visitação domiciliar.

Vida familiar e atividades fora da Medicina

O tempo é dos poucos aspectos do mundo natural sobre o qual o homem não tem qualquer possibilidade de controle. Pode-se trabalhar e ter uma casa maior, um carro mais rápido, pode-se aumentar a produção de alimentos e dessalinizar a água do mar. Mas sobre o tempo não há o que fazer. A queixa da falta de tempo é geral e isso não foi diferente em relação aos depoimentos recolhidos neste livro. A atividade médica, por gratificante e estimulante que seja, consome a maior parte do tempo dos profissionais. Falta tempo para a família, para os amigos, para poder exercitar-se, cuidar-se... Ou seja, para praticar consigo mesmo o que se recomenda aos pacientes.

Apesar dessa constatação, todos declararam ter encontrado algum tempo – não tanto quanto se desejava, mas o possível, em meio à azáfama diária – para cuidar de seus filhos e cônjuges, encontrar-se com amigos, passear etc. Alguns disseram que gostariam de ter acompanhado mais de perto o crescimento dos filhos, de ter "curtido" mais a evolução das crianças.

Alguns relataram a impossibilidade de usufruir de períodos integralmente destinados ao lazer. O celular permanece disponível para a possível chamada de algum paciente ou para atender à convocação de alguma tarefa profissional.

Quanto às atividades de lazer ou de mera fruição da vida, as mais citadas foram atividades esportivas e culturais.

É que para nós, médicos, seres humanos que somos, também vale a velha máxima: "Longa é a arte, curta é a vida!".

Sobre os organizadores da coleção *Temas de psicologia e educação médica*

Luiz Roberto Millan

Psiquiatra e psicanalista. Doutor em Ciências pelo Departamento de Patologia da Faculdade de Medicina da Universidade de São Paulo (FMUSP); médico do Grapal – Grupo de Assistência Psicológica ao Aluno da Faculdade de Medicina da Universidade de São Paulo (FMUSP); membro associado da Sociedade Brasileira de Psicanálise de São Paulo; coautor do livro *O Universo Psicológico do Futuro Médico* (Casa do Psicólogo, 1999) e autor do livro *Vocação Médica – Um estudo de gênero* (Casa do Psicólogo, 2005), publicado em Nova York (Estados Unidos) com o título *Medical Career Choice – a Gender Study* (Nova Science Publishers, 2009).

Orlando Lúcio Neves De Marco

Psicólogo; psicanalista pelo Instituto Sedes Sapientiae; membro filiado da Sociedade Brasileira de Psicanálise de São Paulo; psicólogo do Grapal – Grupo de Assistência Psicológica ao Aluno da Faculdade de Medicina da Universidade de São Paulo (FMUSP); coautor do livro *O Universo Psicológico do Futuro Médico* (Casa do Psicólogo, 1999).

Plínio Montagna

Psiquiatra e psicanalista; pós-graduação em Psiquiatria no Institute of Psychiatry da Universidade de Londres como Bolsista da OMS; mestre em Psiquiatria pela Faculdade de Medicina da Universidade de São Paulo (FMUSP); formação em Psicodrama pela Sociedade de

Psicodrama de São Paulo, da qual foi presidente; psicanalista didata e docente da Sociedade Brasileira de Psicanálise de São Paulo; ex-presidente da Sociedade Brasileira de Psicanálise de São Paulo, da Associação Brasileira de Psicanálise, da Associação Brasileira de Psicoterapia e do Comitê de Psicanálise da Associação Paulista de Medicina (APM); ex-professor-assistente de Psiquiatria da FMUSP.

Números lançados:

Tutoria-Mentoring na Formação Médica
Patrícia Bellodi e Milton de Arruda Martins (org.)

Residência Médica: Estresse e Crescimento
Luiz Antônio Nogueira Martins

Vocação Médica: Um Estudo de Gênero
Luiz Roberto Millan

Identidade Médica
Júlio de Mello Filho (org.)

Saúde Mental do Médico e do Estudante de Medicina
Katia Burle dos Santos Guimarães (org.)

O Fator Humano na Pratica Médica: Pesquisa com Pediatras Intensivistas
Eduardo Goldenstein

De Estudante a Médico: A Psicologia Médica e a Construção de Relações
Arthur Kaufman (org.)

Impresso por :

Graphium
gráfica e editora

Tel.:11 2769-9056